U0852695

阅

阅读成就思想……

Read to Achieve

极简 应用心理学 系列

Great Myths of Aging

衰老的真相

你不可不知的 37 个迷思

[美] 琼 · T. 埃贝尔（Joan T.Erber）
丽诺尔 · T. 舒可曼（Lenore T.Szuchman） 著

胡军生 / 译

中国人民大学出版社
· 北京 ·

图书在版编目（CIP）数据

衰老的真相：你不可不知的37个迷思 / (美) 琼 · T.埃贝尔（Joan T.Erber），(美) 丽诺尔 · T.舒可曼（Lenore T.Szuchman）著；胡军生译. --北京：中国人民大学出版社，2020.8

书名原文: Great Myths of Aging

ISBN 978-7-300-28362-3

Ⅰ. ①衰… Ⅱ. ①琼… ②丽… ③胡… Ⅲ. ①老年人—心理保健—通俗读物 Ⅳ. ①B844.4-49②R161.7-49

中国版本图书馆 CIP 数据核字（2020）第 124658 号

衰老的真相：你不可不知的 37 个迷思

[美] 琼 · T. 埃贝尔（Joan T.Erber）
丽诺尔 · T. 舒可曼（Lenore T.Szuchman） 著

胡军生 译

Shuailao de Zhenxiang:Ni Buke Buzhi de 37 Ge Misi

出版发行 中国人民大学出版社			
社 址 北京中关村大街 31 号		**邮政编码** 100080	
电 话 010-62511242（总编室）		010-62511770（质管部）	
010-82501766（邮购部）		010-62514148（门市部）	
010-62515195（发行公司）		010-62515275（盗版举报）	
网 址 http:// www. crup. com. cn			
经 销 新华书店			
印 刷 天津中印联印务有限公司			
规 格 148mm × 210 mm 32 开本		**版 次** 2020 年 8 月第 1 版	
印 张 6.875 插页 1		**印 次** 2024 年 8 月第 5 次印刷	
字 数 140 000		**定 价** 55.00 元	

版权所有 侵权必究 印装差错 负责调换

推荐序一

作为毕生八大发展阶段之一，成年晚期常常持续几十年，但在发展心理学的课程中，从课时安排上，相关内容通常只占十几分之一。一方面是由于研究者在这方面积累的成果还比较有限，另一方面也是因为我们对这一发展阶段的关注相当有限。所以说，在遍地都是婴幼儿、青少年发展心理学的教材和科普书籍市场上，胡军生团队翻译的这本书是相当稀缺的产品。

匆匆浏览了这本小书，我很是触动。大概因为这是自己即将步入的一个发展阶段，因此和以往相比有些特别的意义。毫无疑问，这些迷思的确是我们一般人日常的看法或者说是刻板印象。

变老虽然同样是发展的结果，但比起逐渐长大成熟，获得与丧失的内容以及个体应对的方式都会有所不同。自 20 世纪 50 年代起，研究者开始采用毕生发展心理学的视角来看待人类的成长和变化。即使研究角度、研究方法各有不同，所有的发展心理学家都渐渐将发展视为一个贯穿一生的持续的过程。

发展的过程从生命的孕育到生命的终止，持续并贯穿于人类生活的每一个部分。在一些方面，个体不断变化，直到生命的最后一刻；在另一些方面则又保持稳定状态。他们认为不存在一个单一的生命阶段掌控着所有的发展过程，而是一生的每个阶段都保持着不断发展和变化的能力。

毕生发展心理学家们不仅关注人们在生活中变化和成长的方式，也关注行为的稳定性。他们考察个体的行为在什么方面、在哪个阶段变化和发展；而又是在何时、以何种方式出现了一致性和连贯性。他们探讨在什么方面、什么阶段，人们会表现出变化和发展，以及在什么时候，人们的行为会怎样与先前行为保持一致性和连续性。

这样看来，对老年晚期发展的理解和认识也有助于对毕生全程发展过程的认识，但相比于其他发展阶段，可能是由于各方面能力的衰退表现，人们对于成年晚期似乎存在更多刻板印象和误解，特别是一些负性偏见。

这本小书在帮助我们澄清可能的误解时，不仅引用了许多发展心理学的知识，还补充了很多其他领域新的研究数据和结果。特别是在纠偏的时候，这本书不只是对负性的认识进行纠偏，对一些积极的认识也做了符合现实的说明。就群体而论，或者对社会整体的认识来说，这是合适的，也是必要的。

但就个体而言，持有积极乐观的认识也许会有实际的好处。比如，马斯克72岁的母亲梅耶和邓文迪在前不久的一次线上直播时就说："变老是一件好事。随着年龄的增长，我们将变得更加有智慧、更加自信。这真是一种让人惊喜的经历。""我不认为自己已经老了，而且我也从来没想过退休。我热爱我的事业，我要工作到我的模特经纪公司不要我了为止……那时，我也许会开始爱上别的事业。"这种积极的自我认识让她充满了活力。所以，就个体而言，我建议每个人都保持积极的视角，这与客观认识每个年龄阶段各领域的能力并不矛盾。因为事实是我们理解和实践的锚点。

之所以向大家推荐这本简明易读的小书，是因为它可以帮助我们了解并建立符合实际情况的认识和信念，然后在现实生活中实践，寻找最佳的解决策略与应对方式来理解和应对老化、享受变老的发展过程和结果……

苏彦捷

北京大学心理学教授、博士生导师

推荐序二

老龄化是中国将要面对的最大的挑战，伴随着 20 世纪 60 年代出生高峰期的一代人步入老年，我国老龄人口的基数已经超过了美国的总人口。如何应对老龄化的挑战呢？老龄问题不仅关系到老年人自身的幸福，而且将对整个中国的未来产生巨大的影响。20 世纪 90 年代初，当我刚刚在北京大学参加工作的时候，有一批来自北大诸多院系的老教授就注意到了老龄问题的重要性，成立了以原党委书记张学书为主任的北京大学老龄问题研究中心。心理学系的沈德灿教授、许振援教授、肖健教授、社会学系的袁方教授、经济学院的胡岱光教授以及中国人民大学的邬沧萍教授等都是这个中心的研究人员。学者们以这个中心为依托开展了很多有现实意义的研究。在研究中，大家慢慢地体会到了心理问题在老年人问题解决中的重要性。如果不了解老年人的心理，就不能真正地解决老龄化带来的问题。

今天大家读到的由胡军生博士翻译、美国著名老年问题研究专家琼·T. 埃贝尔与丽诺尔·T. 舒可曼合著的《衰老的真相：你不可不知的 37 个迷思》一书，为我们了解老年人的心理提供了科学的依据。这本书通过讲述心理学家对相关问题的研究与思考，回答了我们很多的困惑。比如，有人为 80 多岁的奶奶买了电动轮椅，想让她少走些路、多享享福，结果反而惹得老人伤心。这让他觉得委屈而困惑——为什么老人不理解晚辈的一片孝心？难道晚辈的孝顺对老人来说不是好事吗？怎么回答这个问题呢？从常理来看，我们总觉得让老人安享晚年就是要让他们享清福，什么心都不用操，每天晒晒太阳看看报，看起来不胜美哉。但事实真的如此吗？在这本书的迷思 20 中，作者通过引入一项社会心理学的经典研究，为这个问题提供了答案。这是很早以前的一个经典实验，实验是在真实的场景——养老院中进行的。一半的老人在得到绿植后被告知要照顾它；另一半人也得到了绿植，但并不需要去照顾它。一段时间之后，与那些仅仅坐在那里、由工作人员来照顾绿植的老人相比，那些一直负责照顾绿植、使绿植茁壮成长的老人，心情更加愉快、思维更加敏捷、参加活动更加积极、幸福感水平也更高。这项研究说明感觉自己有用和对环境有控制感的重要性，让我们明白老年人并不是没有责任感的人。正是这样的研究为我们正确认识老年人提供了新的视角。

这本书破解迷思的视角为我们认识老年人的心理特点提供了科学的依据，其中的研究来自老年学、心理学、社会学和传播学等多学科。这本书不仅适合中老年人阅读，以便在科学信息的基础上做出更恰当的人生决定，还适合年轻人阅读，虽然他们自己离老去还很遥远，但多了解一些在老化过程中可能会出现、经历的人生事件以及老年人可能会面临的危机，不正是对自己最好的指导吗？相信这本书对我们每个人适应老年生活都会有所帮助。

侯玉波

北京大学心理学副教授、中国社会心理学会常务理事

译者序

美国思想家爱默生曾经说过，观念决定行动（The ancestor of every action is a thought, Emerson, 1841）。人们总是先有想法，然后才付诸行动。有什么样的想法，才可能有什么样的行为。虽然并不是所有的观念都会转化为行动，但每个行动的背后都会有观念的影子。

随着老龄化社会的到来，我们每个人身边都可能有已经步入老年的亲友，甚至自己就已经是老年人；而且只要不出意外，我们每个人也将在未来的某一天步入老年生活。如何帮助老年人健康、快乐地度过晚年已经成了人们密切关注的主题。事实上，我们根据自己的亲身经历或他人经验形成了许多对老年人的看法，这些看法指引着我们与老年人的相处。如果大多数民众都对老年人持有相似的看法，也就是成了社会共识的话，那么这个共识也将决定着整个社会对待老年人的方式。比如在我们的传统文化中，老年人就应该享清福，因此社会上就有很多人不让家里的老人做任何事，即使是他们力所能及的家务事。但这些针对老年人的个人看法或社会共识准确吗？真的反映了老年人的实际情况吗？在这些观念指引下的行为，真的是老年人所需要的吗？又真的对老年人好吗？

遗憾的是，我们对老年人的许多看法或社会共识都不那么准确，甚至是错误的。虽然我国近年来出版了许多与老年人有关的书籍，但这些书籍不是保健必读、健康长寿指南之类的养生类书籍，就是介绍老年心理特点、老年人常见心理问题等方面的专业类著作。虽然老年心理学方面的专业书籍也有助于人们了解老年人的心理，但对于非专业的普通民众来说，可能会觉得晦涩难懂、略显无味。

琼 · T. 埃贝尔与丽诺尔 · T. 舒可曼所著的《衰老的真相：你不可不知的 37 个迷思》一书，借助最新的科学研究成果，为我们揭示了当代社会对老年人的常见错误认识以及各种错误认识产生的根源。作者从老年人的生理、心理、性格（即自我方面）、生活状况以及临终阶段五个方面系统地阐述了人们对老年人的错误认识，这些误解不仅包括常见的消极老年刻板印象（如老年人性格内向、脾气暴躁），还有一些积极的老年刻板印象（如“越老越智慧”）。在读完本书后，读者当能回答到底是“老人变坏了”，还是“坏人变老了”这一当前我国民众经常争论的话题。

全书虽然展示了许多最新的科学研究成果，但是作者破解各种错误认识的过程既让人觉得有趣，又能极大地增长人们的见闻，文字通俗易懂、生动有趣，是一本非常好的通俗性读物，不仅有助于年轻人调整自己对老年人的认识，从而改善他们与老年人的交往，促进家庭乃至社会的和谐，还有助于老年人调整自己的观念，对晚年获得更强的掌控感。更进一步，如果民众能够较为准确地根据老年人的特点来善待他们，那么就可能能够营造出一个良好的、不会歧视老年人乃至有利于老年人生活的社会环境。这不仅对当代老年人有益，对我们每个终将步入老年的人都有益。所以，本书对于我国普通民众来说，可算是非常有价值的一本书。

本书由我带领心理学系的研究生共同翻译完成。我翻译了本书的前言，邹雅玲翻译了本书第 1 章和第 5 章，任启晗翻译了本书第 2 章，罗婷俐翻译了本书第 3 章，唐璐瑶翻译了本书第 4 章，全书由我统一审校。最后还得感谢中国人民大学出版社的编辑们，正是由于他们的努力工作，本书才能这么快与读者见面。由于译者水平有限，译稿难免错漏，恳请读者批评斧正，谢谢！

胡军生

2020 年 7 月于武汉大学

前言

如果你请别人谈谈他们对衰老以及对老年人的看法，那不管是你很了解的人，还是你几乎不认识的人，都可能很乐意回答这个问题。我们可以确定的是，大多数人都对这个问题有着鲜明的个人看法。在写这本书的过程中，当我们把关于衰老的重大迷思告诉所遇到的人，不管他们是我们熟悉的朋友还是点头之交，抑或是初次见面的人，也不管他们是年轻人、中年人，还是那些我们认为是老年人的人（65 岁以上的人），也不管是在什么情况下，他们都非常渴望就与衰老过程相关的广泛主题发表自己的看法，尤其是对老年人的看法。

事实上，大多数人都把自己视为这些方面的专家，但深聊下去，你就会发现他们所声称的专家意见通常仅仅建立在个人经验或坊间传闻的基础上。我们并不否定个人经验，而且谈论的时候也常常以此为依据。然而，在我们的专业领域，我们还是更偏爱科学的方法，而这往往会导致完全不同的结论。如果好的科学不符合某次或某几次的个人经验，那么我们建议人们还是站在科学这一边。毕竟，我们都希望别人对待我们的方式是建立在最佳、最有效的信息来源的基础上的，而不是仅仅依据个人观点。

在深入探讨有关衰老和老年人的具体迷思之前，让我们先来讨论一下“迷思”（Myth）一词在这里的含义。关于迷思，有人将其看作能够解释某些现象的传说，比如我们上学时都学过的希腊神话。它们被看作一些文化信念，尽管它们未必科学，但通常具有一定作用。例如，它们常常具有强大而持久的道德教育作用。不过，我们将讨论的迷思并不是电视节目《流言终结者》（*MythBusters*）[①] 所要处理的那种迷思。

另一种定义是将迷思看作那些明显不正确，而且实际上也肯定会带来危害的信念。在本书中，我们将试图说服你，一些关于老年人的共同信念是完全错误的，并且可能会导致一些富有经验和生产力的社会成员丧失参与社会结构的机会。

93 岁的罗杰 · 安吉尔（Roger Angell）是《纽约客》（*The New Yorker*）杂志的长期编辑，他根据自己在变老过程中的感受与体验写了一篇动人的文章——《一个九旬老头的生活》（*This Old Man: Life in the Nineties*）。虽然他的绝大部分想法都很乐观，但他也确实让我们感受到了其中的某些观点可能会给人带来痛苦。比如，在一

---

① 《流言终结者》是美国的一档科普电视节目，它用科学的方法，对各种广为流传的谣言和都市传奇进行实验，以揭示谣言和都市传奇背后的真相。——译者注

次与一些60多岁的老朋友的聊天中，他开始感觉自己被无视了：

> （谈话）中间停顿了一下，我就插了几句话。其他人都很有礼貌地看着我，然后继续他们刚才的话题。啊？怎么了？难道我刚才没说话吗？难道我离开房间了吗？我并没有想掌管整个话局，但确实期待着一两句回应。然而，今天晚上并没有（我认识的人告诉我，她们过了50岁就开始遇到这种情况）。当我向与我年龄差不多的人提及这一现象时，他们都微笑着点头。是的，我们都被无视了。别人确实会尊敬、尊重，甚至还会爱戴我们，但在他们眼里，我们却不再值得被聆听了。

很多迷思都在解释为什么人们会在聊天中忽视老年人，在本书中我们也将对此进行讨论。比如，一些人可能觉得老年人跟不上时代（固守他们的生活方式）、对正在聊的话题了解不多，或者很难准确表达出想表达的意思（头脑不管用了），抑或觉得老年人普遍听力不太好，要想让他们听懂就得费力地、一字一句地大声说话。

当我们论证关于老年人的某些看法明显是错误认识的时候，我们会提供各种科学证据来支持我们的观点。通过这种方式，我们觉得自己是流言终结者。但是，那些建立在消息基础上的所有迷思都是完全错误的吗？也许有的人曾有过与自家老人打交道的具体经历，或者有的人自己就经历了衰老过程，如果人们根据那些发生在自己生活中或身边的事情而形成了明确的想法，那我们似乎不能很准确地否认他们的意见，即使这些意见显然是出于个人经验。不过毋庸置疑的是，那些关于衰老的迷思可能是错误的，因为它们仅仅是根据个人经验所做的过度概括。某种情况对某个人来说可能是很突出的，但肯定不可能适用于所有老年人，甚至不适用于大多数老年人。在打破这些迷思的时候，我们将提供一些与之相关的科研证据来证明。在大多数情况下，这些迷思都不应该被广泛地应用。

虽然也有一些例外，但大多数关于衰老与老年人的迷思都是消极而非积极的，即“反老化”而不是“亲老化”。年轻人与中年人也许会对那些不确定的、可能会发生的不利情况感到恐惧，而这就是迷思的本质——将事实扩大化与概括化。实际上，如果你在网上搜索“与衰老有关的刻板印象”，那你会搜出来许多诸如脾气暴躁、古板和老顽固之类的结果。因此，除了一些完全错误的观念（如老年人比年轻人更容易发生车祸）外，我们所说的迷思还包括一些过度概括的观念（如所有的老年人都需要穿纸尿裤，老年女性不关心自己的外表）。不过，我们也没有忽略那些亲老化的迷思（如老年人都是有智慧的人），尽管坦白地说，类似这样的积极的迷思只是少数。

在这一关键当口，有必要提醒我们的读者注意两个明显的问题：在我们所知道的所有被污名化的群体中，老年人群体（1）是唯一一个我们每个人最终都会加入的群体，只要我们的寿命足够长；（2）很可能包含一些我们所爱或关心的人。因此，我们有充分的理由来了解我们将要讨论的迷思之所以存在的根源。只有真正认识到某个想法确实是一个迷思，才能最终减弱它对我们思维的影响。

本书中的许多“迷思”其实都是对衰老和老年人的刻板印象，在西方文化中它们更可能是消极而非积极的刻板印象。2010年，在一篇关于针对老年人的刻板印象所做的精彩概述中，斯托丁格（Staudinger）和鲍文（Bowen）指出，关于老年人的消极刻板印象早在人们童年时就出现了。学龄儿童常常对老年人持有消极的看法，而这必然会影响他们与老年人的交往。斯托丁格和鲍文认为，针对老年人的刻板印象会带来两方面的不良后果：（1）社会环境会强化老年人为迎合这些刻板印象所表现出来的行为；（2）老年人会内化这些刻板印象。

刻板印象会导致自我实现预言（self-fulfilling prophecies），这一点已得到贝卡·列维（Becca Levy）及其同事所做研究的证实。他们采用内隐启动范式对老年人进行了研究，让老年人或是看一些能够引发消极刻板印象的词语（如衰退、依赖、老年、高龄、糊涂），或是看一些能够引发积极刻板印象的词语（如智慧、警觉、明智、博学），不过，这些词语呈现的时间都非常短暂，以至于老年人根本就不可能看清楚。在实验中，工作人员告知老年人在看到屏幕上的词语的同时（其实就是一道闪光）进行按键反应；很明显，老年人无法有意识地觉察到实际呈现出来的词语。但随后进行的记忆测试表明，消极词语启动条件下的老年人的记忆测试成绩确实要比积极词语启动条件下的老年人差。2012年，列维（Levy）等人的研究表明，消极自我刻板印象对记忆所带来的负面影响非常持久，甚至长达38年。那些在早年间就持有消极老年刻板印象的人，尤其是当他们认为这些刻板印象与自己有关的时候，即使是在很多年后的记忆测试中，他们的测试成绩也不如那些较少持有消极老年刻板印象的人。

列维等人发现，个体对自己的老年化持有的消极刻板印象可能会影响到自身的健康状况，两者存在着密切的联系。例如，在面对压力时，心血管系统会产生更强烈的反应。在一个相对较近的研究中，列维等人对 49 岁及以下的个体进行了研究，结果发现，那些对衰老持有消极的老年刻板印象的人，与对衰老持有更积极的刻板印象的人相比，在随后的 38 年里更可能患上心血管疾病。因此在早年间所内化的老年刻板印象会对健康产生长远的影响。当然，也有可能是早年的身体状况不好影响了个体对衰老的看法，进而影响了其之后患心血管疾病的可能性。但很明显的是，人们看待老年人的方式以及老年人看待自己的方式会对老年人以后的机体功能产生广泛的影响。斯托丁格与鲍文认为，消极的老年刻板印象最终会限制老年人个人成长的机会，妨碍他们实现自身的潜能。

在本书中，我们会提供各种证据来打破各种迷思。为了实现这一目标，我们所采用的都是由公认的权威人士所撰写并发表在学术期刊或学术著作上的研究。我们也引用了一些来自《纽约时报》等国家级媒体的资料。《纽约时报》常常会发表一些紧跟时代潮流的论文或文章，这些文章中有许多是对正在进行有关衰老或老年人研究的专业人士的访谈。我们也在网上进行了搜索，从中找到了许多由皮尤研究中心[①]（Pew Research Center）、美国退休人员协会（America Association of Retired Persons, AARP）等机构所提供的最新调查报告。此外，我们从美国政府网站上也查到了许多与迷思有关的人口普查数据。

在本书中，我们将想要打破的迷思分为五类：生理上的、心理上的、自我方面的、生活情境方面的以及临终与丧失方面的。生理方面的迷思主要关注身体随着年龄增长而出现的变化，例如绝大多数人都会随着年龄的增长而出现听力丧失，因此在沟通过程中说话者与倾听者都会针对这一情况而进行调整。此外，还有一些迷思涉及与身体运动有关的消极刻板印象，例如是否真的应该担心老年人会摔倒，以及是否应该担心那些开车的老年人。最后，我们将讨论一个比较忌讳的话题——老年人的性生活。我们注意到，在我们的文化中，老年人总是被不恰当地看作“无性的人”，我们认为，这其中的部分原因在于年轻人觉得仅仅是想象老年人的性生活都让人觉得“太恶心”了。这种令人不安的想法值得我们关注。

至于老年人心理方面的迷思，大多都与健忘和阿尔茨海默病等疾病有关，这些疾病会影响老人的认知功能。不过，这里需要对认知功能的衰退进行精细的区分，因为其中某些是随着正常的老化过程而出现的轻度认知功能衰退，还有一些是比较严重的、与认知障碍有关的各种疾病的不同症状。当然，我们也会讨论一个积极的

① 皮尤研究中心是美国的一家独立民调机构，不带政治倾向，主要对那些影响美国乃至世界的问题、态度与潮流进行调研。——译者注

迷思，那就是随着年龄的增长，人也会变得越来越有智慧。遗憾的是，对此我们也将进行驳斥。

自我方面的迷思与人格有关。我们如今的社会将很多消极特质都强加在老年人身上，如吝啬、脾气暴躁，不过这些都经不起推敲。有意思的是，这些特质被认为只有老年人才有，但实际上很多表现出这些特质的人，很可能从小就如此。此外，我们还将讨论老年人所剩不多的未来是如何对他们的人格产生影响的。我们将解释老年人未必会因为年龄而抑郁，他们仍然认为自己拥有一个可以实现部分希望和梦想的未来。而还有未来（虽然有限）就意味着可以如同拥有无限未来那样去改善自己的生活。

随后，在“有关老年人生活情境的迷思”一章中，我们将讨论我们文化中的老年人所面对的社会环境问题。我们的文化对于祖辈养育有一些积极的刻板印象，不过遗憾的是，我们在这里也将再次驳斥这样的一些亲老化迷思。还有一些消极的迷思与退休有关，即认为老年人的工作技能会退步，而且在快要退休的时候还会由于离开工作岗位而抑郁。

最后，我们将围绕生命末期的一些话题进行讨论。丧偶的老年女性渴望参加社交活动，是怎么回事呢？在我们的社会中，谁才是最害怕死亡的人？人们都是在哪里去世的？我们发现了很多与这些问题相关的误解。

我们希望，这本书可以让大家围绕这些绝大多数人都很感兴趣的话题进行一场热烈的讨论。我们相信，每位读者都有即将步入或者已经步入老年的家人。当然，我们也希望所有读者都能拥有一个富有成效的衰老过程，并拥有长久且有品质的生活。幸运的话，我们每个人都有这样的机会。

目录

第 3 章　有关自我整合的迷思

第 4 章　有关晚年生活的迷思

第 5 章　有关临终与丧失的迷思

Great Myths of Aging

第1章 有关生理老化的迷思

大声点，我听不见

有时候，看起来所有的老年人都有听力困难。他们可能会因“听不见”而要求别人再说一遍，或者会在沟通中走神、难以专注于当前的对话。在与有听力问题的老年人沟通时，其家人最后常常是吼着说话，以便他们能够听见；如果老年人拒绝使用助听设备，那他们的家人就可能变得越来越没有耐心。但对于“老年人都有听力问题”这一刻板印象，人们的反应可能有些过度了，以至于他们对所有的老年人都“吼着说话”。在一项针对 84 名 60 岁以上老年人的调查中，39% 的人报告说他们至少经历过一次在谈话中被人大吼着说话或敷衍。

确实，某些特定类型的听力损失是正常衰老过程的一部分，但吼着说话通常并不是有效的解决方法。确实有些老年人拒绝购买和使用助听器，但究其缘由，大多并不是因为固执。不过，这种“老年人由于固执而不使用助听器”的误解始终存在。比如，有报道说在佛罗里达大学进行的一项关于老年人听力损失影响的研究中，明确提到了这一刻板印象，即老年人在承认听力损失方面确实会比较固执。在本章中，我们将重点阐述听力损失这个衰老过程的典型特征所带来的影响，并讨论如何才能更好地与那些听力有问题的人交流。此外，我们还会考察人们不去购买助听设备的主要原因。

迷思 1：在同老年人说话的时候，最好像与孩子交流一样——大声一点、慢一点，并强调重点

毋庸置疑，听力的衰退令许多老年人感到烦恼。听力下降是衰老过程中最常见的现象之一。在 45~64 岁的成年人中，它的发生率大约为 18%，在 65~74 岁的人中为 30%，而在 75 岁及以上的老年人中则高达 47%。

随着年龄的增长，大多数人的听力都会衰退，这种与年龄相关的听力损失被称为老年性耳聋。这种听力损失是一个渐进的过程，许多老年人可能都没注意到自己的听力下降。也许正因如此，他们

不愿意承认自己的听力损失，而是将遇到的听力问题归咎于房间的音响效果或别人说话的声音太小。

当人们——尤其是年轻人——认为中老年人的听力不太好的时候，他们就会自然而然地提高嗓门，如果这也不起作用，那他们就会吼着说话。从某种程度上来说，提高说话的音量确实有一定的作用，但遗憾的是，通常并没有什么大用。事实上，如果说话的声音超出合理的限度，往往还会适得其反，因为声音过大实际上会使话语失真。老年人可能会说“我听到了，但不明白你说的是什么”，这一现象也被称为音位退化。

对老年性耳聋者来说，通常在高频音方面遇到的困难要比在低频音多。由于女性的声音通常比男性的声音频率高，因此老年人听男性说话要更容易一些。在英语中，诸如 f、t、h、s 和 z 等辅音被认为是高频音，所以老年人很难区分带有高频辅音的单词（如“fit”和“sit”）。如果老年人听力下降的原因不在于音量，而在于音频，那么提高音量就不如降低音频来得有效。要做到这一点，一种方法就是重新组织语言，用低音频词汇代替原来的关键词，尽量减少其中的高音频辅音。同理，女性可以尽量降低而不是提高自己的音量。

另一个与老年人听力损失有关的问题是，中枢（大脑）系统处理语言信息需要一定的时间。随着年龄的增长，人们的认知加工速度会越来越慢。从某种程度上说，在与有听力问题的老年人说话时放慢语速是有一定作用的，但如果语速太慢以至于不能组成连贯的句子，就违反了语言的自然流畅原则，那也是解决不了问题的。

自然语言中的语调具有腔调、重音等韵律特征。众所周知，人们在和幼儿说话时会使用“儿化语”或“妈妈语”。儿化语的典型特征就是夸张式语调以及一种不自然的高音调，并且常常会加入一些亲昵用语（如小宝贝、甜心、亲爱的）。在对老年人说话时，这种类型的言语被称为“老年语”。老年语的特征不仅包括句子短、语法简单、语速慢，还包括音量和语调过高，即夸张式语调。

肯珀（Kemper）与哈登（Harden）在 1999 年考察了老年语哪些方面的特征可以有效地改善老年人的听力，以及哪些方面的特征没有什么效用。他们请老年人观看了一段视频，视频中一个人用语言描述了一段路线，而老年人的任务就是在视听的同时在地图上把路线标记出来。结果老年人报告说，当说话者减少了指令的语法复杂性 (即减少了从句和嵌入子句的数量)，并进行了语义阐述 (即重复和扩展所讲内容) 时，他们更容易根据说明来标记 (注意你刚刚读到的句子在这方面是相当复杂的)。如果说话者使用的是比较简单的语法或进行了语义阐述，那么老年人就能更准确地在地图上标记路线；相比之下，缩短句子的长度并不能有效地帮助老年人更好地理解，也不能改善他们标记路线的成绩。此外，说话速度过慢、经常停顿、使用过高的语调也没有什么帮助。简而言之，在对老年人说话时，用过低的语速、不常用的短语、过高的语调和音量并不能有效地帮助他们理解。

此外，即使是出于善意，在与老年人沟通时采用老年语也不恰当。瑞恩（Ryan）及其同事认为，夸张式语调和爱称会让人产生一种被照顾、被施恩的感觉，从而觉得说话者很傲慢，进而引发“沟通困境”，即当说话者用这种方式说话时，老年人会感到不舒服，进而导致他们宁愿退出谈话。

总之，在与患有与年龄有关的听力障碍的老年人沟通时，最令人满意的说话方式就是采用合适的音量，而不是大声说话；说话的速度不能太快，但也不能慢于自然语速；话语中的关键语词尽量不含高频音。此外，如果所说的句子在语法上不是很复杂，并且说话者使用了不同的方式来陈述信息，那也很有帮助。最后，还有一点很重要，那就是说话的时候最好面对着老人，以便他们能够充分利用视觉信息，比如说话者的嘴唇和肢体语言，从而有效地增进对话语的理解。如果即使这样，老年人还是不能有效地听懂信息，那么适当地改变措辞要比提高嗓门、放慢语速或采用夸张式语调要有效得多。老年语其实和儿化语类似，会使人产生被冒犯的感觉，从而使人不悦。

迷思 2：不管在什么情况下，助听器对老年人都是有帮助的，但很多老年人太固执、不肯使用

毫无疑问，随着年龄的增长，人们的视力和听力都会发生变化。人们似乎并不介意戴眼镜来矫正视力，也会毫不犹豫地去看眼科医生来改善视力。然而，虽然多达 2290 万的美国老年人有听

力损失，但很多人并没有购买或使用助听器。根据林（Lin）和索普（Thorpe）等人在 2011 年的估计，大约只有五分之一的听损老人在使用助听器。波佩卡（Popelka）等人 1998 年对 1629 名年龄在 48~92 岁之间、有听力损失问题的美国威斯康星州居民进行了调查，以确定他们使用助听器的情况。结果发现，在被调查者中只有 14.6% 的人使用了助听器。其中，在那些听力损失严重的调查对象中，助听器的使用率仅为 55%。有些被调查者报告说他们虽然有助听器，但已经不再使用了。这一问题其实并不局限于美国，2010 年，澳大利亚也进行了一项类似的大规模研究，调查对象是 3000 名年龄在 49~99 岁之间的人，平均年龄为 67 岁。虽然 33% 的被调查者存在听力损失，但只有 11% 的人拥有助听器。而在那些拥有助听器的人中，有 24% 的人说他们从未使用过助听器。

既然听力损失对老年人来说是个常见现象，那为什么我们从没见过老年人排队购买助听器呢？社会上流传的说法是老年人太顽固，不肯使用助听器。但在林等人看来，老年人，其实还包括其他普通民众，往往低估了听力损失的负面影响。他们不仅低估了听力损失对沟通能力的影响，还低估了其对老年人健康和幸福感的影响。事实上，2008 年，在一项针对 240 名有视力问题或听力受损的人进行的调查中，大约有四分之三的人表示自己宁愿失去听力也不愿失去视力。

老年人的听力问题常常是在不知不觉中缓慢出现的，因此，在听力损失变得明显之前，许多老年人甚至都没有意识到自己的听力出现了问题。因此我们常常能够见到老年人抱怨其他人说话不清楚，或者电影院或剧场里的音响（音响系统）有问题，等等。他们通常不认为问题出在自己的听力上，这可能是老年人使用助听器频率低的原因之一。

然而，当老人的听力问题严重到一定程度的时候，他们就无法再否认自己的听力确实存在问题了，这时他们不得不承认，自己的听力困难不能再简单地归因为其他人没说清楚或环境中的音响效果不好了。此外，其他人（通常是家庭成员）也会开始向老年人提出其听力方面的问题。但为什么那么多能够从助听器中获益的老年人仍然不愿使用助听器呢？

在假定是"固执"导致老人不愿意购买和/或使用助听器之前，我们必须认识到其中还存在许多其他原因。首先，购买和/或佩戴助听器可能暗示着人们老了，这与戴眼镜是不一样的，因为眼镜是所有年龄段的人都会戴的。这意味着，一些老人拒绝佩戴助听器可能源于他们对衰老的否认。此外，有些老年人可能觉得戴助听器会使自己看起来有点"痴呆"，是一种无能的表现。简言之，佩戴助听器会损害到他们的自我形象。这种担心并非空穴来风，因为在美国和其他地方，如比利时、哥斯达黎加、日本、以色列和韩国，都存在着年龄歧视；在这些地方，老年人被认为是亲切、温和的，但同时也是"孱弱"的。

由于担心被认为无能而不使用助听器，很可能是老年人不愿使用助听器的原因之一。但如今，很多人都会戴着耳机打电话或听音乐，而且许多现代化的助听器体积都很小，可以很好地隐藏起来。不过，对于预算有限的老年人来说，小型助听器就显得太昂贵了，而且也很难操作，但那些较便宜却机型较大的助听器看起来又不那么“时尚”。

老年人使用助听器频率低的另一个原因可能是，他们必须得到由听力专家或听力专家与耳、鼻、喉专家一起进行的仔细评估，才能确定能否从助听器中获益；而且，在佩戴助听器时，也要先对其进行调试以适应个人的情况。此外，由于助听器能放大所有频率的声音，包括那些可以正常听清楚的频率，因此会让人非常不舒服。许多人在找到一种适合自己的助听器之前，往往要尝试好几种助听器。而为个人量身定制的助听器是非常昂贵的，且不属于医疗保险的报销范围。而且，即使老人们购买了助听器，可能也不经常出门。也就是说，他们需要一些关于如何使用才能使助听器的效用最大化的建议。波佩卡等人认为，为了最好地解决阻碍人们使用助听器的障碍，专业人员必须为用户提供长期的支持与咨询服务。

助听器与眼镜不同，眼镜在各种情况下都能够矫正视力，而助听器却不是在什么情境下都有效。老式助听器在噪音较大的环境中的效果很有限，例如在盘子叮当响且人声嘈杂的餐厅中。有些老年人可能使用过老式的助听器，但效果不佳，这导致他们对新型的助听器也不抱希望；但事实上，这些新型的助听器可以更好地减少背景中的噪音。此外，价格昂贵也是一个问题。现代数字助听器能选择性地减少对噪音的放大，不过价格却很昂贵，尽管它们仍不完美。即便如此，还是有许多老年人可以从助听器中获益，即使他们的听力问题得不到完全的解决。但要想成为一个能够有效使用助听器的人，还需要接受调试助听器的训练，所以那些为老年人提供助听器的专业人士应该为他们提供好支持，直到他们确信使用助听器能够为自己带来好处。另一个需要深入考虑的方面是，尽管现代助听器可以改变声音的强度，但却无法解决中央层面（大脑）的听觉加工问题。听力损失对认知功能的影响还有待进一步研究。

总之，对于老年人的听力损失，人们并没有高度重视。如果助听器选择、安装得当，并且老年人能够学会如何有效使用的话，那么助听器可以有效地改善老年人的沟通情况。但根据前面提到的统计数据来看，老年人似乎并不急于购买助听器；即使他们购买了，也不会经常使用。即便如此，如果仅仅将原因归结为老年人太顽固或目光短浅，那就将问题太简单化了。老年人不愿意使用助听器的原因有很多，包括否认衰老、不想显得“痴呆”、费用高昂、难以正确地使用助听设备，以及曾经使用的老式助听设备效果不好等。如果我们想要成为助听设备领域有效的教育工作者，那么最重要的一步就是去充分了解为什么许多老年人宁愿不参与对话交流，也不愿意佩戴助听设备。

对于跌倒、车祸之类的事情，再怎么小心都不为过

没有人会希望自己跌倒或出车祸。但人们常常觉得老年人很“孱弱”，因此更容易出现危险。这是因为他们真的比其他年龄段的人更容易跌倒或出车祸吗？是否每当有长辈独自外出时，我们都应该为他们担心呢？当他们达到一定的年龄后，是否应该被禁止开车？我们在本节中考察的研究所得出的结论是，这些问题的答案既是肯定的，又是否定的。老年人确实会跌倒，但也许他们并不像年轻后辈那样担心这个问题。虽然老年人开车存在隐患，但为每一位黛西小姐[①]都请一名司机是不现实的。此外，与其他年龄段的人相比，年纪较大的司机通常更谨慎、更少出车祸；相反，也许我们应该考虑为每一个菲利斯 · 巴勒（Ferris Bueller）都请一名司机[②]。

迷思 3：老年人过于担心自己会跌倒

老年人的跌倒是一个更值得重视的问题，但实际上很多人都没有意识到这一点，包括老年人自己。美国疾病控制与预防中心 2012 年的数据显示，在 65 岁以上的老年人中，每年都有三分之一的老人会跌倒，而且，许多人在一年中还不止跌倒一次。事实上，跌倒

---

① 出自美国电影《为黛西小姐开车》(*Driving Miss Daisy*)。黛西小姐在年龄大了以后，她的儿子为她请了一名黑人司机霍克，起初她不想让霍克为自己开车，但后来觉得儿子付了钱却不用他干活，似乎太不划算，于是终于给了霍克第一次为自己开车的机会。——译者注

② 出自美国电影《春天不是读书天》(*Ferris Bueller's Day Off*)。电影讲述了中学生巴勒与好友一同逃学，并驾驶好友父亲珍藏的法拉利在芝加哥市到处游玩，被老师围追堵截的故事。——译者注

是这个年龄段因伤致死的首要原因。那么，对于那些后期得到康复的人来说，跌倒又会带来哪些长久性的影响呢？在跌倒的人中，有 20% 到 30% 的人会受到中度到重度的伤害（如髋部骨折和头部外伤），这可能会导致他们无法独立生活，甚至是早亡。尽管大多数身体健康的人在遭受这类损伤后能够通过治疗恢复正常生活，但那些在受伤前就有身体或认知问题的人可能再也无法恢复以前的生活方式。

老年人可能会在任何地方跌倒，但美国国家老龄化研究所 2013 年的研究表明，老年人一半以上的跌倒是在家中，也就是在他们的日常活动中。因此，待在家里并不是避免跌倒的好办法。地板可能是湿的，地毯可能会松动，夜灯可能会熄灭，你的鞋子也可能会碍事。如果浴室没有扶手，如果你在洗澡时失去了平衡，那你很容易跌倒。

美国老年人理事会在 2013 年发起了一项名为“全国防摔意识日”的活动，以便老年人认识到跌倒并不是在人们变老的过程中必然出现的现象。导致跌倒的风险因素有很多，包括肌无力、平衡或步态问题、站起来时血压下降、反应慢、脚部问题、视力问题、头脑发蒙（即使是短暂的），以及药物副作用导致的头晕或发蒙（吃的药越多风险越大），等等。仔细想想你就会发现其中绝大部分风险都是可控的。人们并不一定会患上肌无力，他们可以锻炼身体；即使有药物无法治疗的平衡问题，他们也可以使用拐杖或助行器；许多视力问题在一定程度上也是可以治疗的；药物的副作用可以由医师监控，以便服药的人不会在服药期间跌倒。此外，房子周围所有可能带来危险的地方都可以进行整改。

看似荒谬的是，对跌倒的恐惧本身就是导致跌倒的风险因素。由于担心跌倒，人们的步态会变得不自然，身体姿势也会不自觉发生变化，而这两者都会增加跌倒的风险。此外，那些害怕跌倒的人也可能会为了避免跌倒而限制自己的活动。这不是一个好主意，限制自己的活动会导致身体机能的衰退，比如健康状况恶化、肌肉萎缩、平衡机能失调等，而这最终会增加跌倒的风险。此外，减少自身的活动还可能会限制自己的社交，这可能会导致个体感到孤独或抑郁。

尽管很多老年人都跌倒过，但有证据显示，很多老年人并不像他们应该担心的那样担心。例如，2006 年，亚德利（Yardley）等人面向英国 66 名 61~94 岁之间的居住在社区的老年人组织了一次小组座谈会，以探讨他们对预防跌倒建议的看法。结果发现，这些老人对有关“锻炼有助于身体平衡和活动能力”的建议持积极的态度；然而，当谈到与生活方式有关的建议时，他们的态度就喜忧参半。他们解释说，他们有充分的理由选择他们现在佩戴的眼镜、穿的鞋子，或家中的家具，但事实上，这些方面都潜藏着一定的风险。例如，其中有三位女性（分别是 74 岁、78 岁和 88 岁）就是抱着侥幸心理没有听从穿髋骨护具的建议而跌倒的。对于预防建议的必要性，人们的普遍反应是它只对其他人重要，特别是对那些比自己年长的人。虽然有些人近期跌倒过，但他们也仅仅将这归因于自己的偶然失误（比如注意力不集中或生病了）。有些人认为这其实是一个面子问题——接受预防跌倒手册就意味着自己老态龙钟、缺乏基本的判断力了。

总之，如果你的同龄人中有三分之一的人今年曾跌倒过，那为什么你不应该担心一下自己呢？不仅如此，你还会发现那些跌倒过的朋友，再也回不到他们以前的生活状态了。显然，有的老年人可能会担心跌倒，但很难说他们的担心是多余的，因为跌倒的威胁是实际存在的，并且应该被给予更多的重视。当然，如果这种担心限制了老年人享受户外生活，那就有点过度了。因为，真正的威胁其实是在家中！人们必须确保自己在房子里尽可能地安全。如果这种担心是有现实原因的，那么旨在减少担忧而不是降低风险的干预（即使是家庭层面的干预），就不能真正地帮助解决的问题。另外也别忘了，只有一部分老年人会担心跌倒的问题。许多老年人都认为跌倒只会发生在别人身上。

迷思 4：老年驾驶员比年轻人更容易发生车祸

在一项针对老年驾驶员刻板印象的研究中，年轻的成年被试将典型的老年驾驶员描述成危险和不安全的。新闻媒体对老年司机导致的事故通常也是大肆渲染。2003 年，美国加利福尼亚州圣莫尼卡的一个露天市场发生了一起车祸—— 一名 86 岁的男子误将油门当成了刹车。这起事故造成了 10 人死亡、63 人受伤。我们也曾经听说过一些事故中的老年人开车撞到了墙上，比如 2012 年马萨诸塞州马尔伯勒一位 89 岁的老太太在开车去发廊的路上发生的车祸。她本想把车停到临街店铺前的一个残疾人车位上，但却直接穿过隔离带飞进了大楼。虽然这起事故没有造成人员伤亡，但她差一点儿就撞到了人群。类似这样的报道助长了人们的误解，即老年人开车比其他年龄段的人更容易发生车祸，因此我们要让老年人远离方向盘。

然而，我们最应该担心的司机其实应该是 16~19 岁的年轻人。事实上，他们的违章次数才是最多的，事故率也最高。根据美国人口普查局 2012 年的数据，2009 年，19 岁及以下的年轻司机占全美司机总数的 4.9%，但他们导致的事故却占到了事故总数的 12.2%。与之相比，75 岁及以上的老年司机占司机总数的 6.5%，但其引发的事故却仅占 3.3%。诚然，与其他年龄段的人相比，老年人驾驶的里程总体上要少，但即便如此，他们也不像青少年司机那样危险。

美国疾病控制与预防中心 2013 年的资料显示，老年人往往更注意驾驶安全。在 2009 年所发生的致命性车祸中，超过四分之三的老年司机和乘客都系着安全带，这一比例远远高于其他年龄段的人。老年司机更可能避开夜间和恶劣的天气，在安全的状况下行车。此外，他们也不太可能在身体状态不好的时候开车。例如，致命性车祸的老年司机中只有 5% 的人血液酒精浓度高于 0.08，这一比例在 21~64 岁的司机中则高达 25%。

根据美国公路安全保险协会 2014 年的数据，在 1997 至 2012 年间，70 岁及以上司机发生致命性车祸比例的下降程度远高于

35~54 岁的司机。而且，其中下降幅度最大的是 80 岁以上的老年司机。此外，根据保险索赔的数据，美国公路安全保险协会发现，虽然财产损害索赔在人们 65 岁以后开始增加，但他们的索赔从来没有达到过那些年纪最小的司机的水平。

2004 年，布雷夫（Braver）和特伦佩尔（Trempel）对美国九家保险公司提供的车祸数据进行了研究，这些数据既包括致命性车祸，也包括非致命性车祸。结果发现，75 岁及以上年龄的司机撞死的人实际上要少于 30 岁到 59 岁的司机；然而，这些老年司机及其车中的乘客就没那么幸运了，这也许是因为他们和他们的乘客都比较“孱弱”的原因。不过，非致命伤害和财产损失则是另一回事。与 30~59 岁之间的司机相比，85 岁及以上年龄司机的身体伤害索赔几乎翻了一番。60~69 岁司机的财产损失索赔数最低，但此后急剧增加，85 岁及以上年龄司机的财产损失索赔几乎增加了一倍。

让我们把思绪转回前面那两个在露天市场和临街店铺前弄混了油门和刹车、将车冲向人群的老年驾驶员的案例上。那么，就老年司机而言，什么情况才是最危险的情况呢？答案是，交叉路口。与年轻司机相比，老年司机更容易在交叉路口撞车。2007 年，布赖特曼（Braitman）等人对老年司机在交叉路口所出的车祸的原因进行了考察。他们对两组老年司机进行了研究，一组年龄在 70~79 岁之间，另一组年龄均在 80 岁及以上。结果发现，随着年龄的增加，老年司机越来越难以判断道路通行的优先权，这主要体现在停车标志上，尤其是当他们试图左转的时候。诚然，这是一个复杂的情境，我们许多人也会在这个时候感到紧张。研究人员发现，70~79 岁的老年司机在这个时候会出现更多的错误判断，比如当后方车辆靠近时，他们对于自己有多少时间来转弯会进行错误的判断。而那些在转弯时发生了车祸的 80 岁及以上的老年司机，很可能根本就没有注意到其他车的存在。哎呀！谢天谢地，幸好那些老年司机不大可能会在开车时发短信。

截至 2014 年 6 月，美国哥伦比亚特区和 29 个州对年龄在 65 岁或 70 岁及以上司机的驾驶证续期实行了特殊要求。这些要求各不相同，但都包括缩短驾驶证有效期、加快驾驶证更换周期，以及需要老人亲自去办理而不是通过邮件或电子手段远程办理驾驶证；此外，老年人还被要求参加一些比对年轻人的要求更高的测试，如道路测试。如果老年司机存在一些可能会对开车造成长期影响的问题，比如交通事故史、医生报告或是在更换驾照时发现的行为问题，那么州管理部门可能会要求其进行身体检查，或重新参加申请驾照的标准测试，而这些要求在正常的驾照续期时是不需要的。与其拒绝为他们的驾照续期，州管理部门更愿意根据测试结果来对他们实施一定的限制。这些限制措施可能包括禁止夜间驾驶、要求他们在车辆上安装更多的后视镜，或是限制他们独自开车的里程。

遗憾的是，这些驾照续期的特殊条例的效果还没有得到确认。美国公路安全保险协会引用的一些研究表明，对老年人进行的视力测试结果与致命性车祸的发生率呈负相关。美国公路安全保险协会 2014 年的资料显示，有研究表明，在有法律要求老人亲自进行驾照续期的州，在年龄最大的司机（超过 85 岁）群体中，车祸致死率比没有实施此要求的州低 17%。然而美国公路安全保险协会也提到，另一项研究发现，在那些实施了视力测试、道路测试或缩短驾照有效期的州，65 岁及以上年龄司机的车祸致死率与没有实施这些规定的州之间并没有差别。

然而，这其中也有一些自我限制的因素。2014 年，美国公路安全保险协会进行的一项研究考察了美国三个州 2500 多名 65 岁及以上的司机，结果发现，随着年龄的增长，他们驾驶的里程数也随之减少。他们会避免夜间驾驶，也会减少开车旅行，缩短驾驶里程，并避免在州际高速公路和冰雪路面行驶。即使是那些知道自己患有轻度阿尔茨海默病的人，也被证明对自己的驾驶行为进行了一定的自我限制（通过真实的车载视频记录），他们会将自己的驾驶行为限定在白天、天气晴朗的时候，并且在畅通的路段、住宅周边，以及没有乘客或行人的情况下。当然，也有可能是，有资格参加研究的老年司机已经通过了所在州的道路测试，他们依据对自己的判断调整了自己的驾驶行为。

至于对老年司机进行驾驶培训的效果问题，2007 年，马罗托利（Marottoli）为美国汽车协会交通安全基金会开展了一项研究，以评估包括课堂培训与道路训练在内的驾驶培训课程的效果。该研究的被试为 126 名 70 岁及以上的老年司机，他们被分为实验组和对照组。实验组接受的训练包括两次分别为期四个小时的课堂培训和两次分别为期一小时的道路训练，内容主要侧重于老年司机经常会遇到的一些问题。对照组所接受的培训内容与实验组不同，主要是关于车辆、家庭和环境方面的安全性问题，不包括任何道路训练的内容。干预结束后发现，实验组无论是笔试还是路考的成绩，均优于对照组。但是美国公路安全保险协会在 2014 年指出，我们应该谨慎对待这种从表面看具有一定价值的研究结果，因为那些参加课程培训的老年司机，很可能在参加课程之前的车祸发生率就低于没有报名的司机。如此一来，评估这些培训课程的有效性就更加困难了。

现在让我们来讨论一下老年司机驾驶能力下降的可能原因。前面我们已经提到了一个方面，即视力问题。驾驶汽车所需要的视觉类型是非常复杂的。如今，研究人员将注意力集中在了有效视野（useful field of view，UFOV）上，以便确定驾驶汽车所需要的视觉条件，这也许能够找到比典型的视力测试更具现实意义的驾驶汽车所需要的视觉类型。正如《心理学追踪》（*the Monitor on Psychology*）[①]杂志中所报道的，UFOV 的概念是由心理学家卡琳娜·鲍尔（Karlene Ball）在其研究生阶段所提出来的。顾名思义，UFOV 是指在头部或眼部不动的情况下，你一眼所能注意到的空间范围。UFOV 的水平存在个体差异，也会因任务的不同而不同。很明显，视觉敏锐度是一个方面，但避免分心刺激的干扰、分配注意力，以及快速而有效地处理视觉空间中所发生事情的能力也是其中

① 《心理学追踪》是美国心理学会（APA）中类似机关刊物的电子杂志，主要刊登整个心理学学科的发展、重要的学术和商业活动等。——译者注

的方面。因此，除了纯粹的视力外，UFOV 还包括一些认知能力。有充分的证据表明 UFOV 随着年龄的增长而下降，并且与老年人的驾驶表现相关。

2009 年，鲍尔率先开发了一种计算机化的 UFOV 测试，该测试由三部分组成，用以评估日益复杂的任务所需要的视觉加工能力。第一部分是测试加工速度，被试需要识别出一个短暂呈现在屏幕中心方框内的目标物（汽车或卡车的图标）；第二部分是测试注意分配能力，被试需要做的任务与第一部分相同，不过还必须指出同时呈现在框外的另一个目标所在的位置（始终为一辆汽车）；第三部分是测试选择性注意，任务与第二部分相同，但同时呈现在框外汽车所在区域的还有 47 个三角形。"我们通过各种方式去干扰他们。"鲍尔打趣地说道。

UFOV 似乎可以通过训练加以改进。在一项研究中，研究人员首先对老年司机进行了加工速度方面的训练，然后在 18 个月后对他们进行了测试，结果发现他们的 UFOV 成绩均有所改善，并在道路驾驶测试中的危险行为更少。遗憾的是，目前美国各州尚未将 UFOV 测试作为获得驾照的标准化要求。

除了 UFOV 外，老年人在注意分配方面会遇到比年轻人更多的困难。在一项研究中，年轻组、中年组和老年组被要求观看有关交通状况的视频，并通过汽车模拟控制器对其做出反应。在这个过程中，他们中的一些人会做一些令自己分心的事情（当然是研究者故意安排的），例如接打电话。结果发现，年龄最大的一组（50~80 岁）在分心时做出了比其他两组更多的不恰当反应。

另外一些因素也可能会影响老年司机的驾驶能力。例如，白内障可能会由于增加眩光而降低对比敏感度。随着个体的衰老，其反应时也会延长。很显然，在需要司机瞬间判断是踩油门还是踩刹车的时候，反应时就是一个重要的问题了。

以上我们讨论了一些不利于老年人开车的因素，但同时，我们也应该认识到，老年人在反应时和注意力上存在着广泛的个体差异。而且，许多老年人也认识到了自身的不足。正如我们之前所说的，他们会进行自我约束，并且只在认为自己不会遇到困难的时候才开车。此外，很多老年人也知道边开车边聊天会有危险——他们意识到必须把注意力集中在路况上。我们还听说某位年长的司机拒绝搭乘乘客，因为她意识到如果开车时分心聊天，将会很危险。

放弃驾驶证事关老年人的独立自主性。这并不奇怪，在美国，除了纽约这样的都市地区，其他地方的公共交通并不能完全取代自己开车。因此，努力促进驾驶环境的改善似乎更为合理。设置更多的左转车道和交通灯箭头，能够有效降低交叉路口的危险，用交通灯来代替停车标志也是如此。显然，在使交通标志更加显眼，以及在危险区域前方设置警告标识方面，还有很大的改善空间。汽车本身方面的改进更是一个问题，在汽车仪表盘上增加额外的信息可能会给年轻人带来一些帮助，但是对于那些年长的司机来说，可能会由于需要注意过多的信息而手忙脚乱。不过，倒是可以通过安装一些设备来增强来自周围环境的警告信息。比如，对于那些听不到救护车快速驶近时的鸣笛声的人来说，从车中发出的额外声音可能就很有用。

总之，我们还有什么理由错误地认为老年司机比年轻人更容易发生交通事故呢？显然，他们比那些年纪最小的司机开车更安全。他们对开车的时间和地点都很谨慎，也会系安全带，不会像年轻人那样酒后驾车。诚然，与年龄相关的知觉和认知困难会妨碍他们的驾驶行为，但老年人往往能意识到这些问题。而且我们的社会还可以做得更好一些，使道路对他们来说更安全，从而对我们所有人都更加安全。在这方面进行创新和改进的空间还很大，而理解老年人在这方面的需要则是所有创新的起点。

你已经不再有性生活了

是老年人真的对性失去了兴趣，还是这只是年轻人的偏见？对老年人的性问题进行讨论是找出我们这个社会中潜藏的老年歧视的最好方法。皮尤研究中心 2009 年的资料表明，许多人觉得判断一个人是否“老了”的一个决定性标志就是看他是否失去了对性的兴趣；在接受调查的 18~29 岁的人群中，有 46% 的人认为当一个人不再有性行为时，他或她就老了。在接下来的内容中，我们将试图说服你，大多数祖父母和许多曾祖父母年龄的人，仍然觉得自己很性感，并希望自己对潜在的伴侣有吸引力。如果人们不这么认为，那就是不恰当的，甚至有歧视的嫌疑。广告商们也认识到，对此给予更多的尊重是一件划算的事情。比如患有膀胱疾病的成年人不太可能购买尿不湿之类的产品，唯一合理的解决方法就是让社会对尿失禁这一问题给予更多的尊重。尽管如此，在针对 18~29 岁成年人的调查中，仍然有 51% 的人认为膀胱控制问题不好是步入老年的一个标志。最后，让我们接受这样一个事实：有些人可以自己过得很好，不是每个老年人都需要有婚姻才会觉得开心或有安全感。

迷思 5：老年人不再对性感兴趣

已经有大量的研究考察了性在人一生中的重要性。但总的来说，尚没有证据表明老年人失去了对性的兴趣。2009 年，美国国家社会生活、健康与老龄化项目发现，在 75~85 岁的老年人中，有 73.6% 的女性和 71.7% 的男性认为令人满意的性行为对于维系关系至关重要。更有说服力的是，1999 年，在参与美国退休人员协会进行的现代成熟度调查项目的 1384 名 45 岁及以上的成年人中（男性平均年龄为 60 岁，女性平均年龄为 61 岁），只有 1.9% 的男性和 4.9% 的女性认为性只是年轻人的事情。

93 岁的罗杰 · 安吉尔谈到了自妻子死后他对亲密关系的需要：

> 变老是我生命中的第二大意外，第一大意外是我们越来越需要深深的依恋和亲密的爱情。我们时时刻刻都渴望与人交流、组建新的家庭……晚上回家的时候，车上能有人陪同……

这就是我们那么多人访问交友和约会网站的原因所在……但也不仅仅是为了这个……世上每一个人都希望夜晚有人陪伴，一起在黑夜里感受彼此的温暖，伸手就可以触碰到彼此的肩膀。

显然，性对绝大多数老年人来说都很重要，但这一事实是如何在他们的行为中体现出来呢？2010 年，一项研究考察了 2783 名 70~95 岁的澳大利亚男子，其中三分之一的人报告说他们的性生活仍然很活跃。2011 年，在美国的一项研究中，研究者对来自美国国家社会生活、健康与老龄化项目的 2005 名成年人进行了调查，结果发现，在 57~72 岁的被调查者中，有 72% 的男性和 45.5% 的女性报告说自己的性生活仍然活跃。2009 年，韦特（Waite）等人发现，那些报告自己仍然处于性活跃状态的 75~84 岁的异性恋男性和女性（来自美国国家社会生活、健康与老龄化项目的同一样本），性生活的频率在 65~75 岁期间基本恒定，之后才有一个小幅度的下降。至于他们的性生活方式，在 57~84 岁的老年人中，有 87% 的女性和 91% 的男性报告说阴道性行为始终是或通常是其性行为的一部分；75~85 岁的老人所报告的阴道性行为频率有所降低，但在拥抱、接吻或其他性接触方面却并没有减少。

尽管老年人也希望拥有完整的性生活，但他们可能会在这方面遇到一定的困难。对于异性恋女性来说，找不到伴侣是一个严重的问题。从 40 岁开始，人口中的女性就开始多于男性，至 85 岁时的男女比例达到约 1:2。再加上老年男子在丧偶或离婚后倾向于选择年轻女性，因此老年女性可选择的男性人数就更少了。苏珊·桑塔格（Susan Sontag）在 1972 年对这一困境进行了充满情绪色彩的表述："对绝大多数女性来说，衰老就是一个逐渐丧失性资格的令人觉得羞辱的过程。"

这一不成比例的性别比也意味着老年男性比老年女性更有可能结婚，据美国卫生与公共服务部 2012 年的调查，65 岁及以上的男性有 72% 是已婚的，但这一年龄的已婚女性比例只有 45%。卡拉克（Karraker）等人 2011 年的研究发现，57~85 岁男性的性活动减少与婚姻状况的变化无关，但对处于这一年龄段的女性来说，从已婚到丧偶的变化是性行为减少的主要原因。2007 年，通过对一组年龄在 57~85 岁之间的全美国代表性样本的调查，林道（Lindau）等人发现，在那些没有处在婚姻或其他亲密关系状态的人中，有 22% 的男性和 4% 的女性声称自己在前一年中曾有过性行为。显然，缺少伴侣对女性性生活频率的影响要大于对男性的影响。

当面对性兴趣方面的调查时，人们的回答可能会受自己的生活状态的影响。也就是说，我们很容易推测，那些找不到性对象的人很可能会报告说自己对性生活没有兴趣。即便如此，他们还是会觉得自己是有性吸引力的，所以他们可能会自慰。2012 年，德拉梅特（DeLamater）对 2009 年美国健康和性行为调查中的自慰数据进行了分析，结果发现，70 岁及以上的老年人存在相当多的自慰行为：46% 的男性和 33% 的女性报告说有过自慰。不过随着年龄的增长，自慰比例似乎有所下降，数据显示在 50 多岁的人群中，有过自慰行为的男性比例为 72%，女性为 54%。

身体的衰退是不是性行为减少的原因之一呢？确实如此，一些研究表明对于男性来说尤为如此。2007 年，林道等人发现，在一个包含 3000 多名 57~85 岁的男性和女性的样本中，大部分人虽然拥有亲密关系，但在过去三个月或更长时间中的性生活并不活跃，其中最常见的原因就是男性伴侣的身体健康状况不佳。男性健康状况的任何下降都必然会影响到伴侣的性行为频率。美国退休人员协会在 2010 年进行的一项研究显示，对健康的积极评价与所报告的性生活频率之间存在高相关。这一协会于 1999 年进行的另一项调查发现，在年龄最大的受访者（75 岁及以上）中，仅有 45% 的男性和 13% 的女性表示拥有一定程度的限制性性行为。需要再次指出，男性的身体健康状况可能是导致老年夫妻性生活减少的主要原因。最后，那些我们经常听到的勃起功能障碍、更年期等问题又是怎么回事呢？在美国退休人员协会 2010 年的调查中，当被问及在性功能方面是否存在困难时，有 29% 的男性和 13% 的女性回答了“是”。男性报告在性方面存在困难的百分比随着年龄的增长而增加（45~49 岁的人占 23%，70 岁及以上的人占 38%），而女性的报告却不存在这一变化。

我们首先讨论一下勃起功能障碍，即阳痿（erectile dysfunction, ED）。2006 年，沙伯赛（Shabsigh）指出，早在 1948 年金赛（Kinsey）便发现 ED 的患病率从 20 岁时的 0.1% 上升到了 80 岁时的 75%。ED 在各年龄段中的发病率似乎仍然适用于今天。2003 年，哈佛大学公共卫生学院曾开展过一项研究，对 31 000 多名年龄在 53~90 岁之间的男性进行了调查，结果表明，这一百分比到现在也没有发生什么大的变化。不到 2% 的男性报告说自己在 40 岁之前就出现了勃起障碍，随后，ED 的发生比率稳步上升，40~49 岁之间为 4%，50~59 岁为 26%，60~69 岁为 40%，69 岁以后则高达 71%。好消息是，该研究中那些经常运动、不吸烟、饮酒适量，而且心血管系统总体保持健康的人（毕竟勃起属于血管活动），ED 的发病风险比其他人低了 30%。另外别忘了，如今我们可是有许多金赛那个年代所没有的 ED 治疗方法，比如万艾可（即俗称的伟哥）、西力士、艾力达等。截至 1999 年，大约有 10% 的男性报告说他们曾使用过药物或激素来改善自己的性功能。

伟哥和西力士的电视广告使得普通民众能够更加自如地谈论勃起功能障碍。然而，女性因年龄增长而出现的生理机能变化却没有获得那么多媒体的（积极）关注。对老年女性来说，绝经后的阴道变化是一个问题。随着更年期的到来，雌激素水平会下降，这会导致阴道内部的组织变薄，进而引发阴道内的其他细胞和组织发生变化，并最终导致阴道血流量减少和阴道润滑度的下降。此外，pH 值的变化也会造成某些细菌的增殖，进而引发感染和炎症，从而导致女性在性交时感到疼痛。2010 年，麦克布赖德（MacBride）等人对这一领域的研究进行了综述，指出这些症状在绝经前的发生率约为 4%，但在绝经后增加到了 47%。他们还提到由于乳腺癌的治疗会对激素水平产生影响，因此乳腺癌幸存者有更高比例的阴道症状，截至 2013 年 9 月，美国有超过 280 万乳腺癌幸存者。

因此，可能有近一半的老年女性在性交过程中由于缺乏润滑、频繁的尿道感染、阴道内的小裂口等原因而感到疼痛。小剂量的阴道雌激素药膏可能是一个很好的解决办法。诸如雷波仑（一种阴道润滑药）之类的非处方长效保湿霜可以有效地发挥作用。当然，还有很多润滑剂可以在性生活的时候使用，我们也的确开始在电视广告中看到这些产品的身影。遗憾的是，当今的老年女性仍羞于向医生报告自己在性交时的疼痛。此外，也许她们从内心已经认同了我们现在正在讨论的这个广泛存在于人们思想中的错误观点，即性只是年轻人的事情。因此，她们往往很少寻求治疗，而我们也无法得到准确的发生率数据。但也许等到现在刚刚成年的那代人到了五六十岁，时代可能会使女性更乐于向医生报告她们所面临的问题。

我们可以肯定的一点是，在我们当前的文化中谈到老年人的性生活时，大众的一个反应就是“恶心”，这也是当今社会公然存在的年龄歧视之一。年轻人不愿意想象自己的祖父母在床上不是在各自看书，而是在做爱或自慰。ED 药物广告采用中年男性的做法也强化了这种刻板印象，这些男性看起来身体健壮、头发刚开始变白，在 40 岁左右的时髦女性看来无比性感。画面中是不会有 75 岁的老人的！阴道润滑剂的广告也是如此（哎哟！这些产品实际上被称为“人体润滑剂”，也许是因为人们不想让售货员帮忙找一个名字里有“阴道”的产品）。

不过，我们也需要准备好迎接一些前卫的广告。2012 年末，达米娃®（Damiva®）为其产品梅（Mae）[①]制作了一条加拿大版广告[想想 20 世纪三四十年代的电影里，女爵士、歌剧红伶和梅·韦斯特（Mae West）[②]的性感魅力]，这则广告是："准备好重新成为一个少女吧，但要有更好的判断力。嗨，我是梅，我用纯自然的方式恢复了阴道的润滑。你的阴道和你的挚爱，会感谢你的。"

性方面年龄歧视的另一种表现是，人们会将老年人在亲密关系中的浪漫进行幼稚化。"他们看起来是不是太可爱了？"这就是对老龄夫妇恩爱行为去性爱化的一种表现。当人们这样想的时候，当他们看到一对年长的夫妇在公共场合手拉手时，就不会去想他们在床上做了什么，就好像看到的是两个四岁大的孩子在拉着手一样。

事实上，我们这种将老人去性爱化的文化会给他们带来很多麻烦。例如他们可能不会被告知如何防止和监控自己的性病。因为即使是对老年人来说，性病也仍然是个问题。此外，我们也很容易想象到，老年人在度过一段康复期后（例如，髋骨骨折恢复后），可能会有一些对他们来说更安全、更舒适的性姿势，但可能没有一家康复机构会涉及这个问题。其实正如德拉梅特 2012 年所指出的那样，有些老年人错误地认为如果自己或伴侣有严重的健康问题（比

① 达米娃®是一家女性健康用品公司，梅是一种可以长期使用的阴道保湿霜。——译者注

② 梅·韦斯特是美国著名演员、歌唱家、剧作家、编剧、喜剧演员、美国电影中的性感偶像，凭着天赋、身材在好莱坞红极一时，是 20 世纪 30 年代中期美国薪酬最高的女人，美国电影学会认为其是美国古典电影中最伟大的 15 名女星之一。——译者注

如心脏病），那就不应该有性生活。这也就是说，如果他们没有从医务人员那里得到足够的性知识，就会接受老年人不应该再对性感兴趣这一刻板印象。

令许多人感到疑惑的是，即使是住在养老院的痴呆症患者也可能会寻求性亲密。2013 年，彭博社[①]的布莱恩 · 格鲁利（Bryan Gruley）报道了一个来自美国艾奥瓦州一家养老院的案例。一名 78 岁的男子与一名 87 岁的女子发生了性关系，这两人都有痴呆症。对于养老院的管理者来说，问题在于这些老人是不是自愿发生性关系的。联邦和州法律要求养老院尊重老人的隐私权，同时也要保证他们的安全。这一要求在不同地方的执行情况存在非常大的差异。在艾奥瓦州的这个案件中，当局认为两个人在一起比分开更平静、更幸福。然而，这名女子的家人却起诉了养老院，声称她被强奸了。不过格鲁利引用了一些专家的观点，认为即使人们的认知能力受损，无法进行财务决定，他们也能够决定自己是否愿意发生性行为。

总之，最关键的就是，尽管确实有些老人不再对性感兴趣，但认为所有老年人都对性失去了兴趣的观点只是一个迷思。尽管随着年龄的增长，老年人不管是在健康方面还是在性方面，都可能会出现越来越多的问题，但大多都可以得到有效的治疗。不过有一点可以肯定，那就是年轻人不愿意去想象老年人的性行为（特别是他们的父母和祖父母），甚至根本就不会去思考这个问题，就像霍默 · 辛

① 全球领先的商业、金融信息和财经资讯服务提供商。——译者注

普森（Homer Simpson）和辛普森老爹（Grampa Simpson）[①]之间的交流那样：

老爹：“儿子，欢迎回来。我打坏了两盏灯，弄丢了你所有的信。你妻子怎么了？”

霍默：“没关系，你不会明白的。”

老爹：“感冒了？”

霍默：“不是。”

老爹：“缺少蛋白质了？”

霍默：“不是。”

老爹：“那是得尘肺病了？”

霍默：“不是。”

老爹：“是对性生活不满意吗？”

霍默：“不——是的！但请不要说出那个字！”

老爹：“什么，性？听到你老爸说性这个话题就这么让你反感吗？我也是有过性生活的人。”

迷思 6：老年女性不关心自己的外表

只要你去当地的贺卡商店看看，就可以发现那些生日贺卡上所谓的“幽默”设计，上面的老年女性基本上都是面颊下垂，穿着宽大、貌似寒碜过时的衣服，其实这就是我们文化中老年刻板印象的

---

① 霍默 · 辛普森和辛普森老爹是美国动画情景喜剧《辛普森一家》(*The Simpsons*) 中的人物，辛普森老爹是霍默的父亲。——译者注

体现。这样的贺卡延续了我们文化中原本就存在的迷思，即错误地认为老年女性没有魅力，对自己的外表是否具有吸引力和时尚雅致漠不关心。

1972 年，桑塔格在她的一篇经典文章中指出，美国文化中对老龄化存在着双重标准，即相较于老年男性，我们更多地注意到老年女性身上的负面迹象。

> 对于女性的美，从来都只有一个标准，那就是年轻。男性最大的优势就在于我们的文化对于男性美存在两个标准，那就是“男孩的美”与“男人的美”……当一个男人的皮肤不再像男孩时代那般光洁、平滑的时候，他并不会感到悲伤，因为他的魅力只是从一种形式转换成了另一种形式……但对于女性来说，却没有这样的第二标准……脸上的每一道细痕、每一条皱纹，头上的每一根白发，都是一个打击……无论对于什么年龄段的女性来说，美的标准都只有一个，那就是能在多大程度上维持自己年轻时的样貌。

2004 年，埃特科夫（Etcoff）等人开展了一项全球性的研究，对 3200 名年龄在 18~64 岁之间的女性进行了调查。结果发现，只有 2% 的女性认为自己很漂亮，很大一部分女性更愿意认为自己长得“正常”（31%）或处于平均水平（29%）。许多女性，尤其是那些对自己的外表更满意的女性，认为诸如幸福、自信、幽默和聪颖等非生理性因素能够使女性变漂亮。相比之下，那些对自己的外表不那么满意的人则更可能认为女性的美依靠的是化妆品。尽管如此，有 89% 的女性都强烈赞同“女人在任何年龄都可以美丽”这一说法，同时，有 75% 的女性强烈希望“媒体能更好地刻画女性外在的魅力，比如在年龄、体形和身材方面”。该研究中那些年龄比较大的女性（45~64 岁之间）明确表达她们希望在媒体中看到不同年龄阶段的魅力女性。

有些女性必然会对年龄歧视做出反应，她们会尽量减少自己身上的衰老迹象（通过从染发到整容手术等各种方式）。这种行为有时被称为美容。2008 年，赫德 · 克拉克（Hurd Clarke）和格里芬（Griffin）采访了 44 位年龄在 50~70 岁之间的女性，调查她们曾经做过哪些美容。结果发现，其中一半以上的女性承认用过染发剂，有 37 名使用了化妆品，只有很少一部分人（不到 6 人）报告说她们进行过外科手术美容（如吸脂）或非外科手术美容（如化学换肤、肉毒杆菌注射）。

近年来，整容手术变得越来越流行。美国整容外科学会 2012 年报告称，1997 年至 2012 年间，外科整容手术的数量增加了 80%，微创手术的数量增加了近 500%（如皮肤紧致术）。如果老年女性不关心自己的外表，那我们如何解释在 2012 年中，有 30% 的外科整容手术和 38% 的非外科整容手术都是在 50 岁以上的人身上做的呢？双眼皮手术（85% 是女性做的）、面部拉皮术（90% 是女性做的）、吸脂术（87% 是女性做的）是该年龄段人群最受欢迎的手术，而隆胸和隆鼻手术则在年轻人中更受欢迎。在赫德 · 克拉克和格里芬

2008 年的研究中，那些曾经做过整容手术的女性给出了她们选择整容的原因：一是试图让潜在的性伴侣能够“看见”自己，二是避免在工作场所受歧视。总的来说，这些女性认为社会对年轻外表的看重影响了她们的自尊心。

我们应该如何看待那些整过容的人呢？2011 年，《纽约时报》援引了哈佛大学医学院的研究者南希·埃特科夫（Nancy Etcoff）的话，来支持那些希望通过整容让自己看起来更年轻的女性：“如果哪位老年女性想要割双眼皮或拥有挺拔的乳房，那有何不可呢？”埃特科夫认为，我们的文化为那些追求浪漫的老年人提供的信息既复杂又含混不清。“‘我们正处于伟哥时代’已被人们广泛接受，但出人意料的是，对于老年人（主要是女性）希望拥有性魅力的这一愿望，我们却觉得不自在。”

1994 年，哈里斯（Harris）考察了人们如何看待那些整过容（如染发、拉皮和除皱）的人。研究被试为 18~80 岁的男性和女性，他们被要求先阅读一个情景故事，故事描述的是一个头发灰白、皮肤松弛和有皱纹的男人或女人。然后一半的被试被告知，故事中的男人或女人使用了老化掩盖技术（Age-concealment techniques）。正如我们所料，这些被试觉得大多数身体衰老迹象都不好看。尽管如此，他们对那些使用了老化掩盖技术的人并没有好感，即使他们更容易接受女性而不是男性使用老化掩盖技术。不过具有讽刺意味的是，这些被试——无论是男性还是女性——都觉得在自己身上使用这些技术是完全可以接受的。真是怪事！

自从 1972 年桑塔格发表了那篇关于衰老的双重标准的文章后，进化心理学家们一直在思考为什么会存在双重标准。在一项经典的研究中，巴斯（Buss）认为男性之所以看重女性的年轻以及外表的吸引力，是因为他们将这视为健康、能“生养”的标志；相比之下，在巴斯所研究的 37 种文化中，所有文化下的女性都更喜欢年龄稍大一点的男性。他认为，年纪较大的男性更受欢迎是因为成熟的年龄是他们长寿、成熟，拥有高超技能与经验的标志——所有这些标志都意味着他们将是一个优秀的供养家庭的人。巴斯认为，这种偏好似乎也存在于非人类物种之中。这一理论并非没有争议，但对于年轻女性更青睐年长男性这一事实，人们并没有太多异议；但反过来，对于年长女性找年轻男性，人们的反应就很微妙了。

那么对于同性恋者来说，情况又如何呢？这就比较复杂了，对此我们很难做出明确的预测。2000 年，西尔弗索恩（Silverthorne）和昆西（Quinsey）曾经开展了一项研究，要求 18~52 岁的人观看不同年龄者的面部照片，并评估照片中每一张脸的性吸引力程度。结果发现，对于男性被试来说，不管性取向如何，都倾向于喜欢自己所偏好性别中的年轻面孔。但不管是异性恋女性还是同性恋女性，情况都恰恰相反，即无论她们的性取向如何，都倾向于喜欢自己所偏好性别中年龄较大者的面孔。因此，无论性取向如何，双重标准的情况都存在，也就是男性更喜欢较年轻的伴侣，而女人则偏好更年长的伴侣。

然而，在另一项针对同性恋和异性恋者、年龄跨度从 16~83 岁的男性和女性人群的研究中，所有人——无论是男性还是女性，是同性恋者还是异性恋者——都认为那些看起来更年轻的面部照片比年老者的面部照片更有吸引力。但是，如果被告知该面孔是一个潜在的性伴侣（即向异性恋女性或男同性恋者展示男性的照片，向女同性恋者或异性恋男性展示女性的照片），那么男性对年轻者的偏好程度要明显高于女性。

鉴于针对生理老化的污名现象，近来重视时尚老化的风尚就显得特别有意思。让我们看一看阿里·赛斯·科恩（Ari Seth Cohen）[①] 的博客或他的著作《银发也时尚》（*Advanced Style*）中那些 60 岁以上女性令人难以置信的绝妙照片吧。现如今，50 岁以上的知名人士有很多，比如霍莉·亨特（Holly Hunter）[②]、米歇尔·菲佛（Michelle Pfeiffer）[③]、莎朗·斯通（Sharon Stone）[④] 和梅兰尼·格里菲斯（Melanie Griffith）[⑤]。美国影响力最大的男性门户网站列出的 60 岁

---

① 纽约摄影师，喜欢在街头寻找那些穿着时尚的老年人，并给他们进行摄影记录。——译者注

② 1958 年出生于美国，美国影视演员，曾获得奥斯卡金像奖最佳女主角奖，2017 年获得棕榈泉国际电影节终身成就奖，参演了 2016 年 3 月上映的电影《蝙蝠侠大战超人：正义黎明》。——译者注

③ 1958 年出生于美国，美国影视演员、制片人，获第 43 届柏林国际电影节最佳女演员奖、第 47 届金球奖剧情类影片最佳女主角奖，参演了 2018 年 7 月上映的电影《蚁人 2：蚁人与黄蜂女》。——译者注

④ 1958 年出生于美国，美国演员，曾获得第 53 届金球奖最佳女演员奖和第 68 届奥斯卡奖最佳女主角提名，2014 年出演了纪录片《迪奥与我》。——译者注

⑤ 1957 年出生于美国纽约，美国演员，代表作品有《风月俏佳人》《洛丽塔》。——译者注

以上的十大最性感女性就包括梅丽尔·斯特里普（Meryl Streep）[①]，海伦·米伦（Helen Mirren）[②]、苏珊·萨兰登（Susan Sarandon）[③]、劳伦·赫顿（Lauren Hutton）[④]以及蒂娜·特纳（Tina Turner）[⑤]。

2013 年，在《纽约时报》的一篇专栏文章中，米雷列·西尔克夫（Mireille Silcoff）对她所谓的老年乌托邦（Eldertopia）现象进行了思考，这是“由一些甚至还没到中年的人所建构的老年乐园”。她认为对成为“超酷老人”的兴趣代表着他们关于“这就是我老了之后想成为的样子”的想法。这一观点或许可以解释为什么 2010 年Facebook上要求让女演员贝蒂·怀特（Betty White）[⑥]主持《周六夜现场》(*Saturday Night Live*)[⑦]的请愿书了。西尔克夫认为，导致老年乌托邦趋势的原动力与年轻一代感觉难以达到社会文化规范要求的压力有关。他们想在老去的时候摆脱当前这种社会文化压力的束

---

① 生于 1949 年，美国著名女演员，代表作品有《苏菲的抉择》《铁娘子》《廊桥遗梦》等。——译者注

② 生于 1945 年，英国著名女演员，代表作品有《女王》《高斯福庄园》等。——译者注

③ 生于 1946 年，美国演员、制作人，代表作品有《死囚漫步》《末路狂花》等。——译者注

④ 生于 1943 年，美国著名演员，代表作品有《美国舞男》《终极刺杀》等。——译者注

⑤ 生于 1939 年，瑞士籍美国歌手、女演员，被人称为摇滚女王。——译者注

⑥ 出生于 1922 年，美国著名女演员、歌手、作家，代表作品有《辛普森一家》《黄金女郎》等。——译者注

⑦ 周末夜现场是美国一档于周六深夜时段直播的喜剧小品类综艺节目，于 1975 年 10 月 11 日起在全国广播公司（NBC）首播，截至 2016 年 5 月 21 日第 41 季完结日已播出 808 集，是美国电视史上最长寿的节目之一。——译者注

缚，可以不用担心自己由于看起来太火辣或太酷炫而不符合社会规范，可以“自由大胆地展现老态之美，保持老态的本来面目”。

除了时尚老化这一可能趋势外，似乎还存在着另外一种文化上的转变，即看重能够体现出生气勃勃的中年人的外表。麦克兰纳·亚历克西亚德斯–阿门内卡斯（Macrena Alexiades-Armenakas）是纽约派克大街上的一名皮肤科医生，《纽约时报》对她进行了专门报道。她在工作中开创了一个极为成功的业务，其中就涉及纽约职业女性所担心的“看起来太老”的问题。这些女性并没有妄想让自己的相貌变年轻，而是希望“通过化妆来达到一个最佳的结合点，即让自己看起来既具有年龄上的优势，能够获得尊重，又显得朝气而有活力，即永远的中年早期形象”。

总而言之，老年女性似乎确实很在意自己的容貌。她们充分意识到了关于老化的双重标准，并且知道减少身体的衰老迹象对自己最有利。由此也就不奇怪为什么绝大多数整容手术都是女性做的了。幸运的是，我们正在进入一个对老年女性来说可能是更加友好的时代，最近有关时髦的老年女性的大肆宣传就证明了这一点，这些女性能够在无须掩饰年龄的情况下保持自己的风格。

迷思 7：老年人需要穿成人纸尿裤，还能怎么性感呢

有一种说法是，随着年龄的增长，老年人一定会出现严重的膀胱控制问题，不可避免地会经历大小便失禁，因此必须要穿成人纸尿裤。让我们首先从医学角度来解释一下尿失禁的原因。尿失禁是

由于膀胱失去了自控能力。

实际上，尿失禁包括从轻微的失禁到完全失禁。由于膀胱肌肉软弱无力而引起的尿失禁指的是那种在打喷嚏或忍不住发笑的时候会出现的尿失禁，是一种压力性尿失禁，也是最常见的一种尿失禁，通常发生在女性身上，甚至年轻女孩和中年妇女也会出现压力性尿失禁。事实上，分娩会导致这些肌肉的控制能力减弱。

如果膀胱肌肉过于活跃，就会出现相反的情况——你觉得自己必须马上去厕所，但实际上膀胱中只有一点点尿液，这就是所谓的急迫性尿失禁。这种类型的尿失禁的发病率会随着年龄的增长而提高。急迫性尿失禁是一个问题，因为即使你没有太多的尿液，也可能会来不及赶到卫生间。糖尿病、阿尔茨海默病、帕金森症、多发性硬化症和中风都可能会伴随出现急迫性尿失禁。

还有一种尿失禁被称为充溢性尿失禁，是一种总感觉膀胱过度充溢，但又不能排尽的失禁。这通常发生在男性身上，是由前列腺肥大引起的。最后，由于诸如关节炎等不相关的因素导致你难以快速、及时进入洗手间而发生的失禁被称为功能性尿失禁。

尿失禁的发病率有多普遍呢？在一项关于医保补充条例的研究中，研究人员从美国退休人员协会里抽取了大规模的样本，结果发现有 37.5% 的被调查者报告说自己有某种类型的尿失禁。除了年龄以外，对于尿失禁最有力的预测因素是女性和肥胖。对于参与这项研究的人来说，尿失禁对生活质量（生理幸福感和社交幸福感）

的负面影响甚至超过了糖尿病、癌症和关节炎等疾病。然而只有59.4% 的受访者表示自己对医生说过这个问题。这个情况实在是令人惊讶，尤其是已经有研究表明，即使人们只有轻微的尿失禁，他们的情绪也会受到负面影响。

幸运的是，有很多方法可以帮助解决老年人的尿失禁问题。盆底肌训练，即凯格尔运动能够有效地帮助你加强憋尿的肌肉。憋尿是一项重要的能力，但往往被那些能够做到的人视为理所当然。另一种偶尔被推荐的方法是定时排尿。

对于尿失禁问题，有时需要人们改变生活方式，比如减肥、戒烟、减少酒精和咖啡因的摄入，而有时则需要借助医疗手段，这需要根据尿失禁的引发原因而定。例如，雌激素有时对患有轻度压力性尿失禁的老年女性有帮助，但如果尿失禁是由于膀胱位置或前列腺肿大所致，那手术可能就是一种需要选择的治疗手段了。

尿失禁不仅可以治疗，而且在很多情况下还是可以预防的。女性在进入中年期时就可以将加强盆底肌肉作为日常锻炼的一部分。对于患有诸如肥胖症和糖尿病的高危人群来说，由于所患疾病可能会影响膀胱的功能，因此通过改变原有的生活方式通常也能够有效地预防尿失禁。为这些人提供可能会引发尿失禁的因素的信息，可能会对他们产生一定的激励作用。此外，针对分娩这一风险因素进行盆底肌训练也具有一定的作用。

我们已经对尿失禁进行了一定程度的深入讨论，接下来我们将探讨那些为患有尿失禁、但却没有得到有效治疗的人所设计的卫生产品。如果这些产品能够得到有效使用，确实可以对尿失禁患者的生活质量产生积极的影响，并有效降低尿失禁问题给他们带来的负面感受。不幸的是，这种产品有时被称为“成人尿不湿”。我们在前面讨论的迷思“老年人不再对性感兴趣”中指出，对老年人的性行为进行幼稚化（“他们看起来是不是太可爱了？”），就是为了不让年轻人觉得不自在而对老年人进行的去性爱化。因此，如果我们将尿失禁产品称为尿不湿，那又是什么意思呢？我们并不会把女性经期的卫生用品称为尿不湿。有意思的是，制造商们已经开始意识到，如果他们尊重、平等地对待这些人，就更有可能把产品推销给他们。也就是说，这些产品将不会再被称为尿不湿。例如，得伴（Depend）[①]在其广告中将卫生产品称为内衣和贴身短裤，而不是尿不湿。此外，这家公司也开始在广告战中极力向男性示好：

> 美国职业橄榄球大联盟的前任防守截锋[②]托尼·希拉古萨（Tony Siragusa）说：“男人需要穿上护垫——这与橄榄球无关……”这是金佰利公司首次在广告中突出强调男性的轻微尿失禁现象，指出有 2300 万人正受此折磨——在 60 岁以上的男

---

① 得伴是全球成人失禁护理领域的领导品牌，隶属于全球最大的生活用纸生产商——美国金佰利公司（Kimberly-Clark）。——译者注

② 防守截锋属于美式橄榄球防守组里面的防守前锋组，防守前锋通常是整个球队中最强壮的人，目标是对方的半卫和传出球之前的四分卫；他们冲过对方的进攻内锋，从而去冲击对方持球者；根据场上位置，从中心到外分别为尖锋或防守截锋以及防守端锋。——译者注

性中，有五分之一的人都在经历这种尴尬的痛苦，并指出对男性这一问题的公开谈论要远远少于对女性这一问题的讨论……（品牌副总监）说，在有轻微尿失禁的男性中，只有 20% 的人会使用卫生产品，其中一些人使用的还是为女性生产的产品。其余的人则是依靠临时的解决方法，如使用纸巾或厕纸，或根本不使用任何方法，只是在需要的时候换身衣服。得伴早在几年前就在市场上推出了成长卫士（Growth Guard）系列产品，但是没有得到媒体的特别支持。作为新活动的一部分，该公司正在研发更小型的神盾纸尿裤（Shield）。这两款产品都是经过精心设计或重新设计的，以便“更男性化”。

总之，尿失禁在老年人中并不是不可避免的。大约有三分之一的老年人有时会出现这个问题，但在许多情况下，这都是可以进行有效的治疗的。然而，如果人们羞于向医生报告病情，那他们就不太可能得到所需要的帮助。但他们却非常有必要告诉医生自己的情况，因为尿失禁会给生活质量带来负面的影响。显然，如果人们将尿失禁看作一种需要诊断和治疗的医学问题，那将是十分有益的。如果人们对这个问题不再有那么多误解，那毫无疑问，尿失禁给患者心理所带来的负面影响将会减少，也会有更多的人去积极寻求治疗。

迷思 8：对老年人来说，结婚总比单身好

截至 2012 年，在美国 65 岁及以上年龄的人群中，有 72% 的男

性和 45% 的女性处于已婚状态。那么，这些已婚人士真的比其他人过得好吗？毕竟，剩下的人也是一个巨大的数字。所有这些已婚人士都比同龄人中的单身人士活得更健康、更幸福，更少感到孤独和抑郁吗？他们对自己的生活更满意吗？

在回答这个问题之前，我们需要注意，结婚并不是区分单身与否的唯一方法。有许多长期生活在一起的人并没有正式结婚。不过，我们探讨这一问题时所依据的研究多以已婚者为被试。尽管如此，我们肯定要从更广义的角度来理解这个群体。所以随后讨论中所使用的“已婚”一词，还涉及那些像夫妻一样生活在一起，但由于各种原因没有正式结婚的人。

显然，结婚有结婚的好处，所以宣称老年人最好结婚似乎并不完全是个迷思。不用说我们也知道，与单身相比，两个人生活在一起能够更有效地利用经济条件。此外，随着夫妻逐渐步入晚年，有时候其中一方会出现健康问题，从而导致其行动受到限制，而另一方通常不会同时出现问题，这就意味着老年夫妻中的一方可以为另一方提供一些力所能及的帮助。在我们听说过的一个例子中，妻子患有严重的关节炎，无法自己开车去医院或杂货店。事实上，她的状态很不好，即使有人能够开车送她去杂货店，她也没有足够的精力去采购。幸运的是，她的丈夫还能够开车，能够自己驾车去杂货店购买他们所需要的东西。因此，尽管妻子腿脚不便，但她仍然能够做饭并享受做饭的乐趣，这何尝不是一件好事呢？因为她的丈夫并不擅长厨艺。

根据美国卫生与公众服务部 2012 年的数据，养老院里有三分之二以上的人都是女性。为什么养老院或疗养院中的女性会多于男性呢？一个可能的原因就是女性的结婚对象常常是同龄人或更年长的男性，再加上女性有更长的平均寿命，这就意味着女性比男性更有可能丧偶，被留下来一个人生活，以至于晚年生活无法自理。毫无疑问，与伴侣在家中安度晚年，可能会让老年人过得更舒服一些。

既然我们前面说了那么多结婚的好处，那又怎么能认为“对老年人来说，结婚比单身好”是一个迷思，或者说是一个错误的认识呢？原因很简单，因为近年来，并非每个人都适合结婚这一点变得越来越明显。塔克（Tucker）等人在一项经典研究中对此进行了有针对性的阐述。塔克等人对参与推孟生命周期纵向研究的 1077 名男性与女性的资料进行了分析。推孟的纵向研究开始于 1921 年，他精心挑选了一批 1910 年出生的人进行追踪研究，这些研究对象是一群聪明、受过良好教育的中产阶级儿童，并且主要是欧裔美国人。塔克等人根据这批人在 1950 年时的婚姻状况将他们分为以下四类：（1）有持续性婚姻（已婚，无婚姻破裂经历）；（2）有非持续性婚姻（已婚，但有过婚姻破裂经历）；（3）分居或离婚；（4）单身。当考察这些人在 1991 年的死亡率时，研究者发现 1950 年时处在已婚状态的人比当时分居或离婚的人活得更长。因此，乍一看，结婚似乎更可取。然而，其他一些发现则提醒我们不要过早下结论。首先，在这个特意挑选出来的具有良好教育背景和经济条件的样本中，那些在 1950 年单身的人并不比已婚者有更高的死亡率；其次，在中年时处在已婚状态的人中，那些经历过婚姻破裂的人（即有非持续性婚姻者）的死亡率要高于那些没有经历过婚姻破裂的人（即有持续性婚姻者），对男性来说尤其如此。塔克等人推测，婚姻破裂可能会带来长期的负面影响，而这种负面影响无法完全通过再婚来消除，或者婚姻不稳定本身就与不认真对待健康有关。但无论如何，塔克等人的研究结果表明，对于婚姻有利于长寿这一假定，我们应该持一个谨慎的态度。

人们通常认为结婚几十年的夫妻一定过得快乐、满足，在大多数问题上都能达成一致意见。卡斯滕森（Carstensen）等人对一些中年夫妇和老年夫妇进行了研究，其中中年夫妇的年龄在 40~50 岁之间，结婚至少 15 年；老年夫妇的年龄在 60~70 岁之间，结婚至少 35 年。这些人大多是结发夫妻，住在美国加州的伯克利，主要是受过良好教育的中上层阶级欧裔美国人。好消息是，总的来说，老年夫妇要比中年夫妇的意见分歧少，但即便如此，他们在婚姻满意度调查问卷上的回答也存在很大的差异。与婚姻满意度较高的人相比，那些满意度较低的人报告了更多的分歧。在那些婚姻满意度较低的夫妇中，妻子报告的生理和心理问题要多于丈夫。似乎从群体层面来看，男性只要结婚就会过得更好，而女性只有在婚姻幸福时才会更好。当关系不那么令人满意的时候，女性会遭受更多的痛苦（身体上和情绪上），而男性则倾向于通过远离冲突来减少自己的健康问题。

除了收集关于婚姻满意度的自我报告数据外，卡斯滕森等人还让每对夫妇进行了一次 15 分钟的谈话，就他们声称导致婚姻长期不和的问题进行沟通，并对这一过程进行录像。然后，客观的观察者就录像中沟通双方在言语内容、语调、面部表情、手势和身体动作等方面的情绪反应进行了评估。与中年夫妇相比，老年夫妇会表现出更少的情绪，不管是积极情绪（兴趣、幽默、喜悦）还是消极情绪（愤怒、厌恶、挑衅、戒备、抱怨）。然而不管是中年夫妇还是老年夫妇，都存在明显的性别差异：妻子的面部表情与语言沟通中表现出的情绪更多，不管是积极的还是消极的；相比之下，丈夫的面部表情则更加中性化，并且会对言语中所带的情绪进行更多的克制。在对婚姻关系不满的夫妇中，丈夫会特别注意避免冲突的发生。

总的来说，这些发现表明，即使是在结婚很多年后，有些夫妻也会过得很幸福美满，而有些则不然。即使是在长久的婚姻中，也可能会有不快和负面情绪，尽管老年夫妇会对此进行更多的克制。通常来看，女性似乎更容易受到婚姻不和谐的影响，而男性则更能承受婚姻关系中的困难。

当我们提到没有结婚的老年人时，我们必须记住，他们单身的原因有很多。有些老年人一直都是单身（从未结婚），这一情况可能比几十年前更普遍。美国疾病控制与预防中心 2013 年的资料显示，仅在 21 世纪的头 10 年里，美国的结婚率就从 8.2‰下降到了 6.8‰。2006 年，德保罗（DePaulo）与莫里斯（Morris）认为，尽管谈到“单身”，人们总是会出现负面刻板印象——他们使用的术语是“单身歧视”，但在对已往研究进行总结后发现，始终单身的人与那些处在持续性婚姻中的人在健康和幸福感上并没有很大的差别。

有的老年人之所以处在单身状态，是因为他们走出了婚姻——离异了。离异会带来经济上的重创，尤其是当婚姻持续时间较长，其中一方（通常是女性）没有稳定的工作时。如果在不怎么和谐的婚姻中有一方对离婚毫无准备的话，那么离异还可能会给其带来心理创伤。但即便如此，离婚也比维持不幸福和不满意的婚姻更可取。事实上，有些电影就是以此为主题的，例如《美食、祈祷和恋爱》（*Eat Pray Love*）。

总的来看，美国的离婚率如今处在一个稳定或逐渐下降的趋势中。但在过去的 20 年中，中老年人的离婚率却翻了一番。所以，假设老年人仅仅是因为丧偶才单身是不准确的。事实上，在 2010 年离婚的人中，有四分之一的人年龄在 50 岁以上（含 50 岁）。2012 年，布朗（Brown）与林（Lin）对他们所谓的“银发离异潮”现象进行了研究。雷切尔 · 史旺斯（Rachel Swarns）在《纽约时报》撰写的有关这一现象的报告中指出，2010 年，在 46~64 岁的成年人中，离异、分居或从未结婚的人占到了大约三分之一，相比之下，这一数据在 1970 年中仅仅为 13%。许多年长的单身人士都能经济独立，而且更愿意保持这种状态。然而，尽管离异会带来经济上的不稳定，但也可能会让一些人“重获自由”，特别是当他们独自生活了一段时间、体验到独立的感觉后。史旺斯曾提到一位 55 岁的离异女性，虽然她没有医疗保险和养老金，也知道未来几年可能会面临经济困难，但“仍然享受着她的自由”。

最后，老年人还可能会因为丧偶而回归单身。我们习惯上认为那些寡居的老年人都想要再婚。我们将在迷思 34“如果丧偶的老年女性去约会，那肯定是想找个新老公”中对此进行深入探讨。这里我们讨论的不只是约会，还包括再婚。

人们普遍觉得，丧偶的男性还是再婚比较好。许多人觉得男人需要配偶来照顾他们的饮食健康，并安排夫妻的社交生活。如果情况确实如此，那么已婚或再婚的男性应该比单身男性过得好。此外，正如我们前面所提到的，已婚男性似乎比已婚女性更不容易对冲突做出反应。

那么女性呢？结婚对她们来说就总是更好吗？ 2013 年，马里恩 · 维尼克（Marion Winik）在发表于美国退休人员协会杂志的一篇文章中描述了自己的婚姻和单身生活经历。她有过两次婚姻，并声称在这两次婚姻中都有一些积极和消极的方面。她的第一任丈夫在长期患病后早逝，第二段婚姻一开始很好，但后来就不好了，所以读者们普遍觉得最后这段婚姻是以离婚收场的。随后，维尼克描述了她是如何在第二段婚姻结束后花了大量的时间和精力去寻找第三个婚姻伴侣的，但是她突然觉得自己的这段单身生活要比以前的两段婚姻生活都幸福。在出版了一本关于单身生活的书后，她开始与一个住得离她有一小时车程远的男性约会。她说自己很关心他，也喜欢他的陪伴，但更喜欢他们之间这段一小时的距离——她并也不打算跟他结婚。此外，她也很享受自己丰富多彩的单身生活——有工作，还有与成年子女和朋友的关系。在她的文章中，维尼克提到了几位研究人员的报告，这些报告指出，人们尤其是老年人常常对他们的单身生活很满意。

总的来说，对于老年人是否结婚更好这一问题，目前还没有明确的答案，应视情况而定。从经济角度来讲，结婚可能更好。当然，从生活照料方面来看，结婚对需要照顾的一方来说也会更好，而且如果双方都能满足彼此的需要，那他们将都能从中受益。然而，对另外一些人来说，则可能是单身更好一些。婚姻能否带来益处是因人而异的，所以除非我们非常确定对方是合适的结婚人选，否则决不应该屈服于自己的结婚冲动。我们的一些老年朋友或亲戚可能很享受与我们介绍给他们的人约会，但这并不意味着他们和那些人结婚就会过得更好。

Great Myths of Aging

第 2 章 有关心理老化的迷思

我有老年失忆症

如果被问到老年人的特点，大多数人会首先想到皱纹，然后就是健忘了。根据皮尤研究中心 2009 年的资料，在 18~29 岁的受访者中，有 63% 的人认为，当一个人经常忘记自己熟悉的名字时，他就老了。持这种想法的人所占的比例确实会随着年龄的增长而降低，但即使是在 65 岁以上的人中，有该想法的人数比仍然高达 47%。既然如此，为什么我们还要用大量篇幅来反驳这一显而易见的事实呢？因为细节决定成败。事实上，健忘并不属于衰老的范畴。即使进入老年后，思维的某些方面仍然可以很敏锐，而且个体间也存在很大的差异。此外，就科技而言，我们常常把老年人看作卢德派分子（即反对科技进步者），但真的是这样吗？

迷思 9：年龄越大，头脑越不顶用

几十年来，我们一直觉得年龄越大，头脑越不顶用。首先，从历史的角度来看，这么认为似乎有一定的道理。这个故事大约始于第一次世界大战期间。当战争爆发时，由于应征入伍的人很多，因此有必要先排除一些“智力不合格”的人，然后再根据其他能力对“合格”的人安排不同的军事训练。陆军甲种测验（the army alpha test，AAT）就被用于这一目的，它通常被认为是第一个团体智力测验。一些早期的研究表明，个体在陆军甲种测验上的得分表现出随年龄增加稳步下降的趋势，从 20 世纪 20 年代中期到 60 年代中期都是如此。

然而，到了 20 世纪 70 年代中期，一些研究人员开始对衰老必然导致智力下降的假设提出质疑。保尔 · 巴尔特斯（Paul Baltes）和华纳 · 沙耶（Warner Schaie）在 1974 年发表了一篇题为《衰老与智商：对晚年的误解》（*Aging and IQ: The Myth of the Twilight Years*）的文章。他们认为，不应该继续不加批判地接受“衰老导致智力下降”这一说法。他们在另一篇发表在《美国心理学家》（*American Psychologist*）杂志上的文章中，提出了智力在晚年也具有可塑性的观点。可塑性指的是智力的可训练性，即智力可以通过练习和训练来加以改善。但霍恩（Horn）等人反对这一观点，坚持认为与衰老有关的衰退不是误解，而是现实，因为许多证据表明，在测量智力许多重要方面的测验中，老年人的得分确实较低。

随着时间的推移，研究人员对年龄与智力之间的关系进行了进一步的深入研究，他们测量智力时通常采用的工具是基本心理能力测验（the primary mental abilities, PMA）和韦氏成人智力量表（the Wechsler adult intelligence scale,WAIS）。随着这些研究结果的发现，一幅更复杂的图景开始浮现——研究结果为前面两个观点都提供了支持，即随着年龄的增长，智力既可能保持，又可能下降。

沙耶在他的发展性研究中用 PMA 进行了群体测试。他所用的 PMA 版本可以测量五个假定与智力相关的方面：V 因素或言语意义（正确选择某个词的同义词）；N 因素或数的能力（解决算术问题）；W 因素或语词流畅性（主动说出词汇或根据词汇规则迅速想起词汇）；R 因素或归纳推理能力（推导出所需的原理来解决问题）；S 因素或空间关系能力（想象物体在空中旋转后的样子）。总的来说，言语意义 V 因素、数的能力 N 因素和语词流畅性 W 因素，随着年龄的增长产生的变化很小或没有变化，但归纳推理 R 因素和空间关系能力 S 因素，确实有证据表明随着年龄的增长在逐渐下降。

虽然许多人没有听说过韦氏成人智力量表，但却很熟悉它的另一个名字——个体智力测验。多年来，WAIS 已经历了多次修订，但总的来说，它包括两个部分：言语分测验（verbal subtests）和操作分测验（performance subtests）。言语分测验测量那些存储在记忆中、通常从正规教育或所处社会中习得的知识和能力。言语分测验的例子包括词汇（解释词义）、知识（成年人有机会了解的事实，如法国的首都）和领悟（需要对社会常识进行理解的问题，如当你看到有人从自行车上摔下来却没有站起来时，应该怎么做）。相比之下，操作分测验要求用新的方式去解决新的问题，如果答题速度快通常还有加分。操作分测验的例子包括数字符号（测试者看到一组与数字相对应的符号，然后需要尽快在一组新的随机排列的数字下面写出相对应的正确符号）、木块图（测试者在观看了一些有几何图案的卡片后，需要用一旁全白、全红、或红白相间的积木照原样摆出来）和图案填充（每张卡片上的图案都有一处缺笔，测试者须指出这处缺笔及其名称，如画上的大象缺少了鼻子）。

在采用 WAIS 对智力进行测量的研究中，一个有代表性的发现就是广为人知的“智力的经典老化模式”（classic aging pattern），即随着年龄的增长，言语分测试的成绩通常没有或只有很低程度的下降，所以被称为“对年龄不敏感”（age-insensitive）；但是操作分测验的成绩则显示出随年龄增长而逐渐下降的趋势，所以被称为“对年龄敏感”（age-sensitive）。另一种表述这种区别的方式是晶体智力（crystallized abilities）和流体智力（fluid abilities）。言语分测验被认为测量的是那些随时间推移而更加稳固的知识和能力，就好像是结晶的晶体一样；而操作分测验被认为测量的是应用新方法去解决问题的能力，这需要进行流畅的思考。巴尔特斯提出了两个新的术语：实用性智力（pragmatics of intelligence）和机械性智力（mechanics of intelligence）。实用性智力建立在掌握事实性知识和程序性知识的基础之上，类似于晶体智力，通常能够随年龄的增长而保持稳定。机械性智力被假定为需要依赖大脑的基本功能，与流体智力相似，通常表现为随年龄的增长逐渐衰退。巴尔特斯特别强调说，实用性智力几乎不会随年龄的增长而下降，相反还有可能会提高。此外他还认为，事实上，实用性智力还能够对机械性智力的衰退产生一定的补偿作用，在实用性智力的作用下，机械性智力的衰退程度会有所降低。

现在让我们回顾一下上文中巴尔特斯和沙耶提到的可塑性，也就是智力可以通过练习和训练来加以改善。最近，神经心理学家提出了一个关于老化与认知的脚手架理论（the scaffolding theory of aging and cognition, STAC），该理论的主要观点是，大脑能够对神经衰退进行相应的调整，即尽管神经会随着年龄的增长而衰退（大脑细胞会日益衰弱），但大脑能够通过建立替代性回路或脚手架来进行适应。这种脚手架为老年人的大脑保持高水平的运作提供了可能。

在对年龄与智力之间的关系进行研究的过程中，研究人员认识到，除了要重视测量智力的方法，开展研究的方法也是一个重要因素。大多数针对年龄与智力的研究都属于横断研究（cross-sectional studies），现在也仍然如此。横断研究是指在同一时间点，对年轻人群体与老年人群体进行比较，而纵向研究（longitudinal studies）则是对某一群体进行长时间的追踪。显然，与纵向研究相比，完成一项横向研究所需要的时间会少很多，因为纵向研究很可能长达数十年。尽管横向研究的效率很高，但沙耶在一篇关于发展心理学研究方法的经典论文中指出，一群出生在相同时期的人（被认为是一代人）会构成一个代群（cohort）。处于同一代群的人有着相似的经历，因此在智力方面也会存在类似的特定优势和劣势，甚至可能同时存在积极和消极的代群效应（cohort effects）。例如，较早的代群（现在的老年人）可能不像后来的代群那样精通互联网，但他们所受的教育强调拼写和语法，因此在这些方面的表现会比年轻的代群要好。由于代群身份与人们的教育背景有关，因此可能会影响到他们所拥有的能力。现在让我们再回到横向研究上，当我们对 30 岁和 70 岁的人进行比较时，我们不仅要看到年龄差异，还要看到代群差异。即使我们发现了智力随年龄增长而下降的证据，也无法肯定这到底是与年龄有关，还是与代群有关，抑或是与两者都有关。

即使我们能够承担开展纵向研究所需的时间和金钱，也无法彻底了解年龄与智力之间的关系。如果我们不断地重复测试同一批人，那么就为学习效应（练习效应）打开了方便之门，尤其是当测试的时间间隔很短时。学习效应会削弱那些与年龄有关的变化，因为人们能够通过练习来提高他们的测验成绩。此外，并非所有参与纵向研究的人都愿意或有能力参与后面的重复测试。有些人会退出研究，因此研究的样本会随着时间的推移而缩小。如果流失的数据是随机的，并且不很极端，倒不会影响对研究结果的解释，但不幸的是，流失往往具有选择性。思考一下，为什么有的人会不参加后续的研究呢？——预约了但忘了去？搬家了、生病了？甚至可能是已经离世了。

西格勒（Siegler）和博特威尼克（Botwinik）的研究对选择性流失的现象进行了精彩的展示，他们对杜克大学纵向研究的初始测试成绩进行了分析，结果发现，那些流失了、没有完成研究的人，一开始的得分就较低，而那些留在研究中的被试一开始的得分就较高。根据这一结果，似乎对智力进行的纵向研究可能会产生一个极为乐观的结果，也就是说，如果一开始就参与研究的原始样本都能够坚持完成整个研究的话，那么与年龄有关的智力测试的得分应该会保持得更好一些。但即便如此，当研究是纵向而非横向的时候，智力的下降可能会出现得更晚一些，而且下降的程度要小得多。

除了不断关注研究智力发展的方法外，从更广阔的视角来考察智力的组成部分也越来越受到人们的重视。即使是现在，智力测验还在强调得分（分数、速度加分），而且测试项目的本质往往还是学术性的。而与老年人相比，年轻人更可能是学生，所以这些测试与他们的日常生活有更高的关联度。正如伍德拉夫 - 派克（Woodruff-Pak）所指出的那样，研究认知的人员对智力的看法在不断地发展。现如今，人们认为，智力不仅体现在与学术知识相关的测试的分数上，还体现在对人们如何解决现实世界中的困境的定性衡量上。对智慧（Wisdom）这一主题的关注，其实就是从更广阔的角度看待智力的一个范例（后面章节将对此进行探讨）。

值得一提的是，尽管大多数老年人都没有诸如老年痴呆症等器质性脑疾病，但这种问题的发生率的确会随着年龄的增长而提高（参见后面对该问题的讨论）。有些参与智力研究的老年被试可能具有轻度的认知功能障碍，只是后来才被确诊为老年痴呆症。如果这些人的数据被纳入了研究中，那么就可能放大智力随年龄下降的程度。

幸运的是，我们现在已经了解到智力与年龄的关系并非都遵循着相同的趋势。随着年龄的增长，认知能力的确会下降，但通常不会急剧衰退，而且也不是所有方面的智力都会衰退。当对同一批人进行长时间追踪（纵向研究），而不是对不同代群、不同年龄组的人进行比较研究（横断研究）时，研究者发现，虽然衰退确实会发生，但通常发生在生命的较晚阶段，而且衰退的程度要比我们以为的小得多。流体智力（机械性智力）衰退的可能性要大于晶体能力（实用性智力）。此外，对于那些认为智力会随年龄下降的研究，我们无法确保参与研究的每个人都没有老年痴呆症初期的轻度认知功能障碍。最后，由于我们对智力的界定还包括解决现实问题的能力（而不仅仅是学术能力），因此概括性地认为老年人的智力会出现全面衰退是不准确的。

迷思 10：老年人不能或不愿学习计算机技术之类的新事物，他们宁可用古董手机也不愿用智能手机

你可能会听到人们说：“永远别去教你 79 岁的老父亲学电脑，

你知道的。”可以肯定地说，人们想当然地认为老年人学不会新的技术。

但是，老年人不愿意接受新事物，坚持用他们惯有的方式做事这一说法，到底有多准确呢？也许本书的某些读者从未听说过银行存折和图书馆的目录卡片，因此也就无法想象没有 ATM 卡的银行业务，更无法想象不用电脑直接去图书馆查找藏书的画面。那么，这是否就意味着老辈人（也就是你那 79 岁的父亲或祖父）不能或不愿意熟练使用今天（乃至未来）的新技术呢？如果没有存折，他就不取钱了吗？如果没有目录卡片，他就不去图书馆了吗？显然，答案是否定的！他必须克服这一点。

让我们回顾一下那个还很少有人拥有个人电脑的时代。简·安斯利（Jane Ansley）是佛罗里达国际大学（Florida International University）的一位在校研究生，他对当时存在的一个普遍看法产生了兴趣，即老年人害怕用电脑，如果让他们参与纸笔测验而不是计算机测验，那他们可能会取得更好的成绩。但结果表明，纸笔测验和用键盘来进行测验的结果“半斤八两”。首先，在关于“对控制论的态度”的自我报告调查中，生活在社区的老年人（55~86 岁，平均年龄 70 岁）与大学生的回答没有什么不同；其次，在以多项选择题形式呈现的词汇测验中，使用现在来看很古老的富兰克林王牌 1200 计算机进行测验的老年人并不比采用纸笔测验的老年人在投注“游戏币”的表现上更慢或更不准确，也没有表现出更少的谨慎（信不信由你）。所以，即使是在个人电脑刚萌生的时代，也没有证据支持“老年人不愿使用或难以使用计算机技术”这一刻板印象。

老年人对技术的缺乏以及对技术的不熟练，是一个特别令人感兴趣的与就业有关的话题。很多雇主都希望员工拥有基本的计算机技能，并且在软件更新之后也愿意去学习如何使用。因此，如果他们认为老年人会抵触新技术，那就有问题了，尤其是当这一刻板印象并不准确时。查娅（Czaja）和夏瑞特（Sharit）对 25~70 岁的女性在计算机任务中的表现进行了比较，这些人在参与研究之前没有谁明显拥有计算机数据录入、文档管理或文件目录管理方面的经历（在 20 世纪 90 年代，缺少这种经历并不会像今天这样令人吃惊）。结果发现，年纪较大的女性执行这些任务时的速度要慢于较为年轻的女性，但是研究人员推测，更多的经验会抵消这种速度上的落后。此后，夏瑞特等人对较年轻的老年人（50~65 岁）和较年老的老年人（66~80 岁）进行了电子邮件使用方面的培训，结果发现，四天后，两个年龄组的成绩均有所改善，但较年老的老年人的改善程度特别明显，而她们在一开始时获得的成绩却是较低的。这就表明，老年人愿意去学习和掌握新的技术，尽管随着年龄的增长，他们需要更多的练习。

需要重点考虑的一个方面是，老年人学习既定程序的时间要比年轻人长。因此，有一个常见的误解是，老年人不如年轻人灵活，这似乎就有点不公平，因为他们必须抛弃根深蒂固的习惯才能转换到新的做事方式。举例来说，老年人几乎都会戴腕表，但年轻人可能只把戴腕表当作一种装饰（首饰），他们看时间主要依赖手持设备。如果你从现在开始不戴手表，那你觉得自己需要多久才能够适应想看时间的时候不再看向手腕？如果你已经戴了 60 年或 70 年的腕表，那么会需要更长的时间吗？帕内克（Panek）认为，没有理由认为年纪较大的员工就不能被成功地培训，而且在压力不太大、学习时间够长的情况下，他们能获得更大的提升。

科技给我们生活的很多方面都带来了改变，其影响远远超出了工作领域。年轻人在高中时代甚至更早的时候就接触到了科技设备。但是，现在的老年人在接受教育的过程中没有使用过任何应用电池供电的学习辅助设备，而那批年纪最大的老年人甚至在计算机广泛应用于工作场所之前就已经退休了。即便如此，仍然有许多退休人员想要学习基本的计算机技能，并渴望参加由社区大学、公共图书馆、社区中心甚至是居住公寓所提供的各种继续教育项目。他们知道，通过电子邮件可以轻松地与远方的亲人保持联系，Skype[①]能够拨打和接听视频电话，你甚至可能听说过当某个小孩的父母忙于其他事情的时候，他的奶奶通过 Skype 来给他讲故事。有些老年人还装了 Face Time[②]应用程序——一个并非系统自带的程序。根据

---

① Skype 是一种网络语音沟通工具。——译者注

② Face Time 是一款视频通话软件，是苹果公司为苹果手机和苹果电脑内置的一款视频通话软件。——译者注

皮尤研究中心的调查资料，截至 2012 年，在 65 岁以上的手机用户中有 8% 的人下载过应用程序。

如果老年人不是科技产品的重要消费者，那么厂商就不会专门设计用来吸引这一群体的产品了。对于手机制造商来说，老年人是一个快速增长的客户群体。让我们来看看 Snapfon 公司[①]对“老人手机”所做的一则广告：“超大按钮！易于阅读的屏幕！增强的音量！ SOS 应急呼叫按钮！高功率 LED 手电！”如果你不喜欢这款，那就试试 Jitterbug Plus[②]吧，你会看到同样花里胡哨的信息。许多大公司也开始追赶这个潮流，截至 2013 年 5 月，在美国 65 岁及以上的老年人中，有 76% 的人拥有手机，其中 18% 的人拥有智能手机，相比之下，在美国所有的成年人中，拥有手机和智能手机的比例分别为 91% 和 56%。

2013 年，皮尤研究中心对科技产品用户的人口学资料进行了整理。下面是一些有趣的信息：

- 截至 2012 年 4 月，在 65 岁以上的成年人中，有 49% 的人至少偶尔上网，而在所有年龄段的成年人中，这一比例为 79%；
- 在 65 岁以上的成年人中，有 47% 的人至少偶尔使用电子邮件，而在所有成年人中，这一比例为 73%；

① Snapfon 是生产老人手机的美国厂商。——译者注

② Jitterbug Plus 是美国厂商 GreatCall 公司生产的一款老人手机。——译者注

- 在 65 岁以上的成年人中，有 15% 的人至少偶尔使用手机、平板电脑或其他移动手持设备访问互联网，而在所有成年人中，这一比例为 53%；
- 在 65 岁以上的成年人中，有 48% 的人拥有台式电脑，而在所有成年人中，这一比例为 58%；
- 在 65 岁以上的成年人中，有 32% 的人拥有笔记本电脑，而在所有成年人中，这一比例为 61%。
- 手机用户：
  - ✧ 在 65 岁以上的人中，有 32% 的人会使用手机发送或接收短信，而在所有年龄段的手机用户中，这一比例为 79%；
  - ✧ 在 65 岁以上的人中，有 49% 的人会使用手机拍摄照片，而在所有年龄段的手机用户中，这一比例为 82%。

老年人会通过电脑在网络上了解政府相关机构和健康方面的资料，或查阅消费品方面的信息，比如新车和二手车的价格、其他用户的评价等。此外，他们还在网上购买各种各样的商品，从股票、债券，到书籍、衣服、机票等。网上购物对那些不能再开车的老年人尤其便利。通过社交网站，老年人可以有效地减少孤独与寂寞。根据皮尤研究中心 2011 年的调查，2008 年，社交网站用户中只有

11% 的人年龄在 50 岁以上，这一数字在 2010 年已上升到了 26%。很明显，这个群体已经在网络空间中找到了一席之地。在 Facebook 上，65 岁以上的老年人一旦注册，就会变得非常活跃：在 65 岁以上的 Facebook 用户中，至少更新过一次状态的人占 61%；66% 的人至少发表过一次评论，64% 的人点过赞，40% 的人和所有的亲密好友都进行过交流。

总之，有充分的证据表明，通过学习并应用计算机的基本知识，老年人也投身到了这场科技革命中。此外，陈（Chen）与佩尔森（Persson）的研究表明，与不使用网络的老年人相比，使用互联网的老年人的心理幸福感水平更高。

我已经跟你说过了吗

新闻中几乎每天都有关于阿尔茨海默病（Alzheimer's disease，AD，俗称老年痴呆症）的头条。这也是许多正在变老，或家中有老父老母的人所担心的问题。迄今为止，这仍是一种既无法预防也无法治愈的疾病。头条新闻往往是对新研究的报道，并强调这项或那项发现还只是预防或治愈阿尔茨海默病这条漫长道路的开始。事实上，对于心智功能的衰退超过正常老化的结果，是存在很多原因的，其中有些是可逆的。因此，重要的是不要对老年痴呆症的不可避免性以及产生的根本原因持一个总括性的预期。这种想法可能会使我们在面对失去往日风采的家人时，不再积极地去求助，只因觉得这是一件注定没有希望的事情。此外，这种想法还会阻止我们让老年人使用科技产品或参加一些有助于他们跟上时代变化的活动。

迷思 11：当人们变老时，他们会变得健忘，这就是痴呆症的征兆

人们普遍认为，老年人不可避免地会变得“老态龙钟”，以至于《纽约时报》博客的一位读者认为任何人都不会为了下面这段话的观点而生气：“我讨厌人们在雪中打伞，除了老年人。我之所以能够忍受老年人，是因为他们身体柔弱、老态龙钟，我们必须体谅他们。”

过去，当人们变老并且看起来头脑有些糊涂时，他们会被形容为老态龙钟。这个词似乎暗示了一种必然性，所以最终这个词变得不再受欢迎了，变成了一种不太好的形容。“老年痴呆症”这个术语的问题就更严重了，而且还短暂地流行过。在那之后，痴呆症就成了一系列在记忆、语言、抽象思维、推理、决策和问题解决等方面有障碍的常见术语。现在，越来越多的专业人士将痴呆症称为神经认知障碍（neurocognitive disorder）。尽管如此，我们在本书中仍然使用“痴呆症”一词，因为迄今为止的大多数研究还没有使用“神经认知障碍”一词。痴呆症，而不是老年痴呆症，使人们更容易记住这些症状并不局限于老年人，任何年龄的人都可能因中风或脑损伤而患上痴呆症。此外，长期酗酒、脑肿瘤、帕金森症、艾滋病、多发性硬化症也会引发类似的症状。另外，还有拳击手痴呆症（dementia pugilistica），也就是发生在拳击手身上的痴呆症。

即便如此，痴呆症的发病率仍然在随年龄而升高。据估计，在 65 岁及以上的成年人中，有 6%、8% 甚至 10% 的人受到痴呆症的影响；85 岁以上受此影响的老人则高达 25% 或 30%，甚至更高。居住在公共机构中的老人患痴呆症的比例还要高——大约 58% 的人患有某种形式的痴呆。这是可以预料的，因为痴呆症本身就是导致家庭成员和医护人员决定将老年人安置在公共机构的主要因素。

尽管痴呆症的发病率随着年龄的增加而上升，但大多数居住在社区的老年人并没有患上痴呆症。那么，出现在某些社区居民身上的健忘又是怎么回事呢？健忘是预示痴呆症必然发生的征兆吗？这不一定。在正常的老化过程中，确实会逐渐出现某些形式的遗忘。比如，尚未被确诊痴呆症的老年人会抱怨自己忘记了某些事或某个名字，后者尤其令人心烦。他们抱怨自己遇到越来越多的舌尖现象[①]（tip-of-tongue）。此外，老年人会报告出较高水平的心不在焉，比如为了某个目的而走进房间，但进入房间后，却不记得自己原本想做什么或想拿什么（顺便说一下，你我都有过多少次打开冰箱后，却不记得自己要找什么的经历）。在大多数情况下，被忘记的行动目的、事情或名字，过段时间后还能被想起来。尽管老年人可能会为自己的健忘而烦恼，但是忘记某些经历的具体细节以及心不在焉，并非就是不祥的预兆。

---

① 舌尖现象指明明知道，但当时就是回忆不起来的现象，即话到嘴边就是说不出的现象。——译者注

表 2–1 提供了一些具体信息，以帮助人们区分未必是病理性的典型记忆丧失与可能是阿尔茨海默病征兆的记忆丧失（阿尔茨海默病是老年人中最常见的痴呆症类型，随后会对此进行详细讨论）。

表 2–1　　病理性与非病理性的认知困难实例

潜在的病理性行为（征兆）	非病理性差错
下班后不记得回家的路	不记得怎么去一个新认识的朋友的家
不记得前一天已经见过医生	不记得上次年度体检的具体日子
不记得最喜欢的游戏的规则	不记得怎么用新遥控器把录像模式调到电视模式
搞不清楚现在是什么季节	一时忘了今天是星期几
难以理解自己阅读的东西	看书的时候会短暂地走神
说错事物的名字，并且没有纠正	有时候难以找到恰当的词语
反复地说同一件事情	同一件事情偶尔对同一个人说了两次
把东西放在不常放的地方，然后又找不到	偶尔把东西放在不常放的地方
把自己存的大笔的钱给了电话销售员	偶尔欠考虑地购买一些预算外的东西
忘了要洗澡	忘了要用牙线清洁牙齿

资料来源：Adapted from Alzheimer’s Association, 2013.

需要注意的是，潜在的病理性行为包括对技能和能力的遗忘，当然，对于这些技能和能力，个体在之前是能够轻松做到的，比如，不记得怎么玩自己原本很熟悉的游戏，或不记得在熟悉的街区中怎么回家。当然，这个遗忘清单中还包括遗忘或忽略了自己需要去做的一些基本事项，比如洗澡。大多数人都能够把这些基本活动的执行作为日常生活的一部分。另一种被认为预示着痴呆症即将到来的行为是在很短的时间内一遍一遍地重复相同的问题或故事。所以你的莎莉阿姨又给你讲了一遍上个月讲过的故事，并不属于这种情况。不要为她担心，只要有礼貌地倾听即可，尤其是当这个故事是她当前唯一的烦恼时。

2011 年，有一份报告分析了 16 964 名参加护士健康研究（the Nurses' Health Study）的女性的资料，这些女性的年龄在 70~81 岁之间，结果发现，有些老年人虽然没有被诊断为痴呆症，但她们表示感觉自己的记忆差错已经超出了正常的健忘程度。这种主观认知衰退（subjective cognitive decline）表明当老年人的遗忘是潜在的病理性征兆时，他们自己是有可能察觉到的。

然而，要将正常衰老过程中发生的遗忘与那些预示痴呆症初期阶段的遗忘区分开来，并不总是一件简单的事情。年龄相关记忆障碍（age-associated memory impairment，AAMI）是指当人们进入老年时出现的轻度记忆丧失。看起来，AAMI 似乎并不是那么恐怖，但研究人员一直试图区分 AAMI 和预示阿尔茨海默病（AD）或其他类型痴呆症的记忆丧失。如果老年人的认知困难超过了平均水平，通常就会被认为患有轻度认知障碍（mild cognitive impairment，MCI）。MCI 的一个子类别是遗忘型 MCI，记忆受损是其最突出的认知症状，有这种症状的人在记忆测试中的成绩要低于同龄人，但是他们还没有达到 AD 的标准，因为他们还没有出现言语方面的障碍或困难，而且仍然能够正常生活。截至 2013 年，MCI 也被专业人士称为轻度神经认知障碍。

让老年人完成特定认知任务的脑成像研究表明，患有遗忘型 MCI 的个体所激活的大脑区域不同于那些没有患这种障碍的个体。那么患有遗忘型 MCI 的老年人发生痴呆症的风险是否高于平均水平呢？到目前为止，答案似乎是肯定的。早期被诊断患有遗忘型 MCI 的患者，在四五年后大概有 55% 的人被进一步诊断为痴呆症，而记忆正常的人中只有不到 5%。正因如此，现在遗忘型 MCI 被视为痴呆症的潜在先兆。即便如此，我们仍然无法确切地肯定哪些被确诊患有遗忘型 MCI 的人最终会被诊断为痴呆症，也无法解释为什么少部分没有遗忘型 MCI 的人最终也发展成了痴呆症。

总而言之，随着年龄的增长而出现的健忘，不一定就会发展成痴呆症。任何年龄段的人都会体验到各种形式的遗忘，某些随着年龄增长而加剧的遗忘未必就是痴呆症即将到来的征兆。

迷思 12：阿尔茨海默病与痴呆症是一回事

许多人将痴呆症等同于阿尔茨海默病（AD），常常将它们混为一谈。痴呆症会对大脑中的神经元（脑细胞）以及神经元之间的连接产生影响。这种由机体问题引发的症状被人们与阿尔茨海默病联系到了一起。事实上，AD 只是痴呆症的一种类型，虽然根据我们目前所了解的情况，AD 似乎是影响老年人最常见的痴呆症类型，约占该年龄组痴呆症病例的 50%。

通常来说，AD 是逐渐出现的，因此初期很难检测。随着时间的推移，个体的认知功能会出现明显的退化，最终这种认知损害不仅会影响记忆，还会影响语言和问题解决能力，甚至会影响到人的个性。在 AD 的后期阶段，患者常常头脑混乱、无法辨识方向，甚至无法完成基本的日常生活活动，如吃饭、穿衣、自主排便等。之所以会出现这些症状，原因在于神经元的死亡、神经元之间连接的断裂，以及大量的神经炎性斑块和 tau 蛋白（神经原纤维缠结的主要成分）的产生，后者会对神经元的功能和存活产生影响。其实，一些年纪非常大的老年人即使没有痴呆症的行为表现，他们的大脑中也存在这种斑块和缠结，只不过通常来说其面积远远小于 AD 患者大脑中的斑块。

第二种常见的痴呆症是血管性痴呆（vascular dementia, VaD），在老年人所患的痴呆症中占大约 15% 至 20%。VaD 的风险因素是高龄、吸烟、糖尿病、心脏病、中风或高血压史。VaD 与脑血管阻塞有关，而后者通常会导致脑组织的局灶性破坏（focal destruction）。局灶性破坏意味着大脑的某个特定部分受到了影响，这不同于伴随 AD 出现的脑细胞广泛受损。多发梗塞性痴呆症（multi-infarct dementia, MID）是一种由中风引起的 VaD。与 AD 的渐进而隐蔽的发病模式相反，VaD 发作得较为突然。此外，与 AD 引发的缓慢而稳定的退化相反，VaD 引发的退化可能是梯段式、波动式的，可能是由于一系列的中风所致，也可能是由于在每次中风后的数周或数月的恢复阶段，（还没有完全恢复）又中风发作了。此外，VaD 的病程并不像 AD 那么长，在 80 岁前被诊断患有 VaD 的患者中，三年之后活着的人大约占 50%，而在 80 岁前被诊断患有 AD 的患者，其存活期至少有 10 年或更长。与 AD 相比，VaD 患者的个性更不容易发生变化。出于某些我们还不知道的原因，即使考虑到女性的整体寿命更长，老年女性也更容易患 AD，而老年男性则更容易患 VaD，但其中的具体原因尚不明确。

即便如此，我们还是很难直接对阿尔茨海默病（AD）和血管性痴呆（VaD）进行区分性诊断（即当不同病症存在一些相似的症状时，能够正确地诊断），因为在这两种病症病程中的任何时间点上，它们的症状都很相似。有时医务人员会采用计算机断层扫描技术（computed tomography，CT）和磁共振成像（magnetic resonance imaging，MRI）来帮助确诊。CT 扫描可以检测大脑结构中的恶化区域（或萎缩），而 MRI 扫描使用磁场来检测软组织的异常。如果扫描检测到大脑中出现了细小的灶性病变，则建议进行 VaD 或多发梗塞性痴呆症（MID）的诊断；如果检测到脑部大范围的变化（出现液泡），则可能属于晚期 AD。使事情更加复杂的是，85 岁以上的高龄老年人同时患有 AD 和 VaD 的情况并不罕见。此外，最近有些科学家认为，血管风险可能是引起 VaD 和 AD 的共同因素。

路易体痴呆症（dementia with Lewy bodies，DLB）是另一种形式的痴呆症。弗雷德里克 · 路易（Frederick Lewy）是第一个在神经元中发现异常微小蛋白质沉积物的人，并以自己的名字为这种沉积物命了名，路易体通常只有在死后通过组织学方法才能识别。DLB 之所以能够获得更多的关注，部分原因是它比以前认为的更普遍。事实上它可能是老年人中第二或第三常见的痴呆症类型，占尸检痴呆症病例的 10% 至 15%。路易体出现在脑干和皮层，这也许可以解释为什么 DLB 患者会有运动和认知症状。DLB 导致的运动障碍（如曳行步态、震颤和肌肉强直）与帕金森症（PD）相似，这也可以解释为什么 DLB 经常被误诊为 PD，但 PD 导致的认知症状通常不会在运动症状出现一年或更长时间内发生；DLB 与阿尔茨海默病（AD）类似，认知症状通常与运动症状同时发生。与 AD 一样，随着时间的推移，DLB 也会导致认知症状逐渐恶化，但患者在混乱和清晰的思维间存在更多的“切换”。DLB 患者会有睡眠障碍和复发性幻视，而且有跌倒的危险，吞咽困难和血压波动等自主神经症状也很常见。DLB 的诊断标准仍在制定中，因为它与 PD 和 AD 引发的行为和症状很相似。

还有一种形式的痴呆症是额颞痴呆（frontotemporal dementia, FTD），它与大脑额叶或颞叶中神经元的渐进性衰退有关。FTD 以社会行为与语言方面的困难为特征 [皮克（Pick）于 1892 年首次对该类病症的症状进行了描述，此后有时将 FTD 称为皮克病]。行为改变的例子包括社交中举止不当、饮食偏好的变化、忽视个人卫生以及难以表达基本情绪等；语言问题可能包括说话时对词或短语的重复，有时还伴随着越来越不爱说话，这种疾病通常不会引起记忆方面的问题。通常来说，45~65 岁的人更容易出现 FTD，而阿尔茨海默病（AD）、血管性痴呆（VaD）和路易体痴呆症（DLB）则在年龄更大的人群中更常见。一旦被确诊为 FTD，病情就会急速且稳定地恶化。

总之，并非所有的痴呆都是阿尔茨海默病（AD），并且对于不同类型的痴呆症，所需的治疗方式也各不相同，因此，尽可能地进行准确的诊断就变得非常重要。对于 AD 来说，处方药可能会在一段时间内减轻症状，但目前尚未有能够治愈或永久停止疾病恶化的药物；对于血管性痴呆（VaD）来说，对潜在风险因素（如糖尿病、高血压、中风等）进行及时的干预和治疗可能有助于防止其恶化；对于路易体痴呆症（DLB）来说，对患者的居所或其他相关环境进行调整，以便其方便行动或不会轻易摔倒，并且细心地治疗与照顾他们，可以有效地帮助其控制症状。最后，如果出现的类似痴呆症的症状是由营养不良、药物反应或低血糖等因素引起的，那就有可能是可逆的，可以进行有效的治疗。

迷思 13：阿尔茨海默病是无药可治的，所以别再浪费时间和金钱去诊断记忆问题了

对于阿尔茨海默病（AD），迄今为止似乎还没有什么有效的治愈方法，但这并不能否定区分性诊断的重要性。第一，药物治疗能够对症状进行暂时性的缓解；第二，环境性因素可以决定一个 AD 患者的未来生活能够在多大程度上保持独立自主，以及能够保持多长时间、活成什么样子；第三，如果没有早期诊断，那么任何干预措施成功的可能性都会大大降低；第四，处在 AD 早期阶段的个体的身体机能可能在很长一段时间都还不错，诊断能够使他们在身体机能衰退前安排好自己的事务，并计划好自己所希望的护理方式；

第五，那些最初看起来好像是 AD 的症状很可能实际上并不是，而是其他可治疗的疾病的症状。

研究者仍然在努力探查阿尔茨海默病（AD）的成因。虽然现有治疗方式的效果还远没有达到人们的预期，但确实有一些药物能在一定程度上帮助患者，还有一些疗效更好的药物也在研发中。显然，即使这些药物中只有一种被证明可以延缓症状的恶化，对 AD 进行诊断也是值得的。

环境因素是如何影响阿尔茨海默病（AD）患者独立生活的时间长短的呢？某些特定的环境可以为 AD 患者提供必要的支持，帮助他们克服可能遇到的困难。关于这一问题，我们可以看看美国前总统罗纳德·里根的例子。1994 年，里根向公众宣布了自己患有 AD 的消息。当然，对于里根是否在在位期间就出现了症状，还存在一些争议，但即使有，总统所具有的条件也可能使其免于 AD 的影响：他不需要开车，私人助理会帮他记住各种约会，其他员工会为他安排饮食、核对支票本（总统需要支票本吗）。此外，他也不存在迷路的风险（特勤处会进行安排）。但如果一个独居的老人开始出现 AD 症状，情况又会如何呢？在什么情况下，患者（及其家属）需要知道接下来会发生什么呢？ AD 患者需要制订一个计划。随着病情的恶化，他们将不能再独自生活，而那些与他们生活在一起的人也需要做好看护的准备。

如果 AD 患者在早期就得到了确诊，那他们就有机会充分利用症状恶化之前的剩余时间。他们可以在自己还有能力的情况下独立做出决定，他们可能需要获得医疗保健代理方面的最新文件信息、设立或更新自己的遗愿与遗嘱、确定未来的照顾者，甚至是去他们一直期待的西西里岛旅行。做好财务计划也很重要，因为 AD 患者的护理费用可能非常高昂。最后，如果早期确诊的 AD 患者了解未来可能发生的状况，那他们就能更好地应对自己的症状。

一旦出现认知方面的症状，那么寻求准确诊断的一个极佳理由就是，这些症状很可能根本就不是阿尔茨海默病的症状。《大观杂志》(*Parade Magazine*）上的一篇文章描述了一名 59 岁男子的案例，该男子曾是一名顶尖的销售员，但突然出现了说话和走路方面的困难，后来还记不住妻子的名字等熟悉的事物。在随后的七年中，他无数次地看医生，但得到的诊断结果并不一致，从帕金森症到阿尔茨海默病都有。最后，在该男子首次出现症状的九年后，一位神经科医生对他进行了核磁共振检查，结果显示，他患的是正常压力脑积水（normal pressure hydrocephalus, NPH)。患有 NPH 的人，大脑周围的液体不能被完全吸收，并最终会引发行走与记忆方面的问题。为了减少大脑的内压，外科医生可以通过在颅骨上钻一个洞并植入一个能够排出多余液体的分流器来治疗 NPH。这次手术使该男子恢复了行走的能力，并使他的记忆力有了显著的改善。

并不是所有的案例都像这名 59 岁销售员的经历那样富有戏剧性。但是，如果认知症状的根本原因是血液循环不良、高血压、一次或多次中风，那么针对性的治疗就可以防止这些症状的恶化，并有望改善个体的机能。只有对脑血管疾病和吸烟、高血压等风险因素进行适当的筛查，才能确定认知症状的原因。正如前面所提到的，最近有推测认为血管风险不仅是血管性痴呆的风险因素，也可能是阿尔茨海默病的风险因素。如果事实的确如此，那么针对血液循环方面的治疗不仅对血管性痴呆有用，甚至还能够间接地促进对阿尔茨海默症的治疗。

2013 年，马修斯（Matthews）等人报告了英国痴呆症患病率下降的证据，他们的研究对象是 7635 名在 1989 年至 1994 年间接受评估的 65 岁及以上的人，以及 7796 名在 2008 年至 2011 年间接受评估的 65 岁及以上的人。结果发现，后一组老人中的痴呆症患者人数要比仅仅根据人口老龄化所预测的低了 24%。当然，将此结果推论到美国时必须谨慎，但是我们有充分的理由相信，在发达国家也存在类似的现象，因为这些国家在预防血管疾病和相关健康问题的教育方面有了很大程度的改善。

当人们出现认知方面的症状时，另一个潜在的致病因素是药物的副作用。有些药物可能会引起记忆方面的问题，比如用于控制胆固醇的他汀类药物。2012 年 2 月，美国食品药品监督管理局正式在这类药物的处方信息中添加了安全警示，称其具有丧失记忆的风险（尽管很罕见）。安眠药也有损害认知能力的风险。比如，被广泛使用的安比恩，现在的警示语中就包括了老年人服用的剂量应低于年轻人的信息，因为这种药物有导致认知能力受损的风险。

同时使用几种药物，即所谓的多药疗法会如何呢？ 2008 年，一项针对 57~85 岁成年人的研究发现，有 29% 的人至少同时服用五种处方药，其中 75~85 岁的人服用处方药的比例最高；在那些同时服用五种处方药的人中，还使用非处方药的人有 46%。老年人服用的非处方药数量已经很令人担忧了，如果同时还服用处方药，那么就可能导致认知障碍。是药物的副作用，还是药物间的相互作用，抑或是它们共同导致了记忆问题的产生，是一个值得研究的问题。

总之，我们有很多理由相信，对记忆方面的症状进行早期诊断并不是在浪费时间和金钱。第一，药物治疗可能具有一定的作用；第二，即使是进行性疾病（progressive disease），也可以充分利用环境因素使个体在一定的时间内保持独立生活的能力；第三，早发现、早治疗；第四，病人可以充分利用有限的时间来做出一些重大决定，并实现自己的人生目标或梦想；第五，虽然有的个体出现了一些认知症状，但其所患的可能并不是阿尔茨海默病，而是其他可治疗的疾病，早期诊断有助于发现这一点。

越老越智慧

下面我们将讨论一些相互矛盾的概括性说法：老年人是充满智慧的，除非他们表现得像个傻瓜或做决定时太过谨慎。这是真的吗？我们认为，这些说法基本上都不准确。首先，年老并不代表一定有智慧。其次，老年人有礼貌并不意味着他们就比其他年龄的人更容易被骗光存款。最后，通常来说，老年人往往比年轻人做决定更快，而不是更慢、更谨慎。

迷思 14：智慧源自年龄，所以老年人是充满智慧的

人们普遍认为，智慧会随着年龄的增长而增加，所以作为一个群体，老年人是充满智慧的，至少比年轻人更睿智。这种说法要想说得通，我们要先接受“人的智慧并不是天生的，而是来源于人的生活阅历”这一前提。如果智慧的提升需要时间，并且与年龄的增长同步的话，那我们确实可以预期智慧会随着年龄的增长而增加。

在讨论智慧是否会随着年龄的增长而增加之前，我们首先需要解决“智慧是由什么构成的”这一问题。这个问题并没有一个简单的答案。有个学派认为，一个充满智慧的人是一个拥有能够使他洞察生活中的实际问题和曲折人生的知识的人，也就是拥有关于生活基本实用领域的专业知识体系，即已故的发展心理学家保尔·巴尔特斯及其同事们所谓的生活中基本的实用性知识。此外，一个充满智慧的人也明白，不同个体的生活情境是如何随着个体所属的文化和人生阶段的不同而不同的。因此，当一个充满智慧的人被他人寻求建议时，他会考虑事情的背景；而且，他们不仅能提供有见地的建议，还明白人的本性远非完美。最后，一个充满智慧的人的行为是令人钦佩与符合道德规范的。

许多人认为智慧与智力有关，但比伦（Birren）与费希尔（Fisher）认为，智慧并不是指你拥有多少知识；相反，它是指你知

道自己还没有掌握哪些知识以及如何充分利用自己所拥有的知识。充满智慧的人会对已知和未知的方面进行仔细的思考，会在做决定之前反复考虑各个方案所带来的后果，在考虑问题的时候能够保持冷静和公正，因为他们明白，在面对问题时，需要保持一种反思性状态才能找到解决方案。因此，一个有智慧的人需要控制自己的情绪，不草率做决定。此外，一个有智慧的人还能够认识到真理并不是绝对的，而是取决于个体所采取的视角，并且能够将各种对立的观点整合到一起，能够考虑到复杂与不确定性情境的各个方面。

杰斯特（Jeste）等人曾经进行了一项调研，以确定智慧领域的研究者对智慧的定义是否存在共识。结果发现，研究者们一致认为，智慧是一个与智力和灵性完全不同的概念，他们都同意智慧是一种罕见的个人品质，体现了认知和情绪的高度发展。此外，还有许多理论家认为智慧的发展是建立在经验的基础上。

智慧方面的理论包括外显理论和内隐理论。外显理论指的是研究者们对智慧所下的定义，而内隐理论指的是外行人（也就是那些不是研究人员的普通人）对智慧的理解。外行人的内隐理论也显示出了相当高的一致性，即将智慧看作一个多维度构念，包括博学、具有反思思考和考虑多个角度的能力、关心他人，以及在艰难的情况下保持镇定的能力。

阿尔德特（Ardelt）认为，东西方关于智慧的内隐理论并没有什么不同。不过，西方的智慧概念更强调认知方面（拥有良好的知识基础和抽象推理能力），而东方则更强调反思与悲悯（仁爱和关心他人）。格勒克（Glück）和布拉克（Bluck) 认为，即使是在西方文化中，对于什么是智慧，以及智慧是如何发展的，人们的内隐看法也不统一，并且认为智慧取决于个体的年龄，这就进一步增加了智慧概念的复杂性。他们对非智慧研究学者的普通人进行了大样本调查，调查对象从 13~93 岁不等（平均年龄为 47 岁），调查对象需要对涉及智慧是什么以及智慧如何发展的测试条目进行重要性评估。基于这些评估，格勒克和布拉克提出了两种智慧，即认知性智慧与整体性智慧。在认知性智慧中，知识的重要性是核心，而智慧的发展则主要是通过经验的学习以及与智者的接触。在整体性智慧中，知识很重要，但对他人的同情与关怀同样重要，更被强调的是情感因素对智慧发展的影响，比如具有情绪冲击的生活经验。他们发现，步入成年后，人们头脑中的智慧内涵更加强调情感方面；过了 20 岁后，人们越来越倾向于认同智慧的整体性，而非认知性。

尽管研究者对智慧进行了各种界定，但对智慧进行测量仍是一项极具挑战性的工作，但为了确定智慧是否会随年龄而增长，这样做是很有必要的。史密斯（Smith）和巴尔特斯曾经对智慧进行了测量，他们的被试是不同年龄段的、高学历的柏林居民，所采用的方法是两难故事法。在这些实验中，被试会看到一个虚构的人物（目标人物）面临的家庭或工作中的两难困境，然后他们被问到会给目标人物提出什么样的解决困境的建议。比如，一位年轻男子刚刚失业，而他的妻子在做了一段时间的家庭主妇后，最近又回到了高薪的工作岗位上，对此他们有什么建议呢？被试被要求边思考解决方法边大声地说出来，以便目标人物可以用来解决困境。之后，由受过培训的评分者对每位被试所提的建议进行智慧程度评估。对于这种进退两难的困境，并不存在所谓的唯一“正确”的答案，但有些建议确实比其他建议更高明。为了获得高水平的智慧评分，解决方案必须满足以下几个条件：1. 从不同角度对目标人物所面临的困境进行了分析与思考；2. 为目标人物提供了多个解决方案，并指出了各个方案的优缺点；3. 认识到所有方案都存在不确定性，能够评估每个方案所存在的风险；4. 建议对选定的备选方案进行监控并在必要时加以修订。结果发现，只有 5% 的被试的回答被评为高智慧水平，这一结果也支持了“智慧是罕见”的这一观点。然而，那些被认为是明智的建议在年轻人、中年人和老年人中是平均分布的。简而言之，年长者的回答并不比年轻人更明智，但也没有出现智力随年龄增长而衰退的现象。总的来说，当目标人物与被试的年龄相仿时，被试的建议特别明智。因此，对于年轻目标人物所面临的困境，年轻被试和中年被试的建议所得到的智慧评分要高于老年被试的建议；相反，对于老年目标人物所面临的困境，老年被试的建议比中年与年轻被试给出的建议获得了更高的智慧评分。这一结果也支持了杰斯特等人的智慧理论，即智慧是建立在经验的基础上。

阿尔德特通过让训练有素的采访者对一组健康、受过良好教育、经济富裕的欧裔美国老年女性的智慧进行评分来测量智慧，这些老年女性都是伯克利纵向指导研究项目的被试。即使是在这个高度精挑细选的群体中，被试所获得的智慧评分也存在相当大的差异。有趣的是，那些被采访者认为在智慧的认知、反思和情感指标上得分较高的老年女性，在生活满意度方面的自评得分也较高。显然，智慧是令人向往的，但即使是在这个精心挑选的样本中，年龄也没有自动带来智慧。

总而言之，与大多数关于衰老的迷思不同，老年人充满智慧这一说法有着积极的内涵，因此反对这一说法似乎显得有点不地道。尽管如此，我们目前掌握的证据并不支持老年人比年轻人聪明的说法。不可否认，有些老年人确实是充满智慧的，而且充满智慧的老年人通常也会有更高的幸福感。但是，年老并不代表一定有智慧。

迷思 15：老年人容易上当，容易成为骗子的猎物

考虑到“智慧必然会随着年龄增长”的迷思，当我们提到另一个迷思时，似乎就会觉得不可思议，那就是“老年人是容易被骗子欺骗的傻瓜”。媒体上关于老年人被欺诈的报道数不胜数。事实上，美国退休人员协会的月度公告中就会定期发布一个名为“诈骗警示”的专栏，该专栏专门报道一些老年消费者被欺诈的案例。这些案例旨在教育老年人如何识别那些“好得令人难以置信”的事，以保护自己不受骗子和不诚实商业手段的伤害。在一篇专栏文章中，萨克（Sacher）描述了这样一个骗局，在这个骗局中，有许多

明尼苏达的老年人被劝说去购买一种名为递延年金的产品，销售代理告诉这些老人，这可以使他们的遗产无须支付遗嘱认证的诉讼费用。但这些老年人并不知道，他们的财产很可能根本就不需要支付遗嘱认证的诉讼费用。更为重要的是，这些购买递延年金的老人平均年龄为 75 岁，而他们在 14 年内不能取回自己的钱，否则就会受到严厉的处罚。很明显，这种理财产品完全不适合他们这个年龄段的人！好消息是，销售这一年金的公司最终被罚款 700 多万美元。然而，在大多数情况下，老年人并没有被保护免于这些不地道的销售策略，一旦他们购买了产品，就无法再取回自己的钱。

在美国退休人员协会杂志上，沙德尔（Shadel）采访了一位改过自新的诈骗者，以了解他是如何说服人们掉进他的虚假交易圈套的（例如，商品价值远远低于受害者所支付的金额、虚假的商业机会，以及房屋净值贷款和反向抵押贷款骗局[①]等）。他声称老年人是自己诈骗的主要对象，因为他们通常会有大量的现金积蓄或已付清贷款的住房，所以这名改过自新的诈骗者将这些老人看作可随时取现的提款机。此外，他还声称，老年人往往喜欢同别人分享自己对财务和健康状况的担忧与不安，而这也为他的诱骗活动奠定了

① 房屋净值贷款即房主以房屋权益做抵押所进行的贷款，反向抵押贷款是以拥有住房的老年居民为放款对象，以房产作为抵押，在居住期间无须偿还，在贷款者死亡、卖房或者永久搬出住房时到期，以出售住房所得资金归还贷款本金、利息和各种费用的一种贷款。——译者注

基调。然而他也赞美般地指出，这些老年受害者所积累的现金与资产也充分说明了他们的才智——被他诈骗的老年人有许多曾经是医生、律师、工程师或教授。

虽然老年人并不一定比年轻人更容易上当受骗，但他们更容易成为受骗对象。比如美国联邦调查局报告称，老年人之所以更容易成为诈骗目标，是因为骗子们觉得他们不会像年轻人那样去举报欺诈行为。骗子们可能认为老年人不知道该向谁举报，或者会因被骗而感到羞耻，或者会担心亲戚们觉得自己的脑子没那么管用了。此外，骗子们还觉得老年人没有什么作证指认的能力，在案件审理时会记不清重要的细节。

老年人之所以更容易成为诈骗目标，还可能是因为他们这一年龄段所固有的特点和需求。事实上，老年人的健康、收入通常会出现一些问题，这就为那些居心不良的商人提供了机会，类似长期护理险、补充医疗险、人寿险、反向抵押贷款等所谓的适合他们的产品层出不穷。有时老年人虽然遭受了损失，但严格来说他们掉入的并不是骗局。但是，由于各种不合理的或隐形的收费，老年人花掉了很多不必要的钱，而这些钱都进了那些销售人员的口袋。除了医疗保健、健康与人寿保险以及住房诈骗外，美国联邦调查局还警告老年人要特别注意另一种针对他们的诈骗，那就是葬礼和公墓方面的欺诈（比如在不需要火化的情况下，被高价推销火化用的棺材）。

正因如此，我们假设，在其他所有条件相同的情况下，老年人比其他年龄段的人更容易上当受骗。根据美国大都会保险熟龄市场研究中心的资料，美国老年人每年因欺诈而损失的钱多达 29 亿美元，其中大多数欺诈受害者的年龄在 80--89 岁之间。然而，尽管老年人似乎特别容易上当受骗，但我们不能轻易下结论说他们容易受骗是因为年老，因为这可能是由一些与年龄有关的因素造成的。

那么，老年人的哪些特征（除了年龄本身）使他们更容易被骗呢？虽然本节的下一个迷思将探讨“老年人对于做决定太过谨慎”，但实际的研究结果表明，与年轻人相比，老年人在做决定之前，在各种备选方案的考虑上所花费的时间更少，做决定的速度要比年轻人快，中间问的问题也更少。如果是这样的话，那他们就更容易被那些兜售特定产品的骗子说服。

此外，还有一种观点认为，导致老年人更可能成为诈骗对象的因素是代群效应。一种假设认为，老年人成长于一个信任度更高的年代，因此他们比年轻人更可能觉得那些与他们交谈的人是诚实的。然而，诸如庞氏骗局之类的诈骗伎俩已经存在了很多年，所有年龄段的人，无论是现在还是过去，都没有逃过骗子的诡计。

也许老年人从小就被教育要对陌生人热情友好。基希海姆（Kirchheimer）描述了这样一个案例，有一对 70 多岁的退休夫妇，每月的社会保障金是 2200 美元。有一天，患有早期痴呆症的丈夫去开门，敲门的是两个自称是当地大学生的吸尘器推销员，虽然妻子并没有痴呆症，但她事后表示自己从小就被教育要礼貌待人，因此觉得无法将他们拒之门外，最终这对夫妇以高达 8000 美元的价格买下了一台价值 4400 美元的真空吸尘器，而且还是六年前的产品。

除了与年龄有关的因素外，与人生阶段有关的因素也可能在老人容易上当受骗这一问题上产生影响。作为一个群体，老年人可能比其他年龄段的人更孤独，融入社会的程度更低。许多人住得离家人很远。一旦退休，他们就脱离了原来工作中的社交网络，而原本的这些社交网络能够使他们与同事相互交流信息。如果老年人不再工作，那他们就有更多的时间待在家里，并因此接到更多的电话，而这也是骗子寻找受害者的常见方式。正是由于这些原因，老年人就可能被那些“看起来很真诚友好”的人欺骗，他们没有办法或根本就想不到要去考察这些人是否真的真诚、可靠。根据美国大都会保险熟龄市场研究中心的资料，绝大多数老年受害者都是独自生活的，并且需要一些医疗护理或家庭护理方面的帮助。其他一些使他们更容易成为诈骗对象的特点包括行动不便和思维混乱。

大多数老年人的认知能力都是健全的，并没有痴呆症。但即便如此，人们在认知信息的加工方式上也存在着年龄差异。例如，老年人更容易受到错误记忆[①]的影响，这意味着他们比年轻人更难将错误信息从自己的记忆中排除掉。这一特点使老年人更容易成为骗

① 比如人们有时会将那些见到他人做过或影视作品中的行为当作自己曾经做过的行为，但其实自己并没有做过。——译者注

子的猎物，因为骗子可能会坚称该老年人之前已经同意参加某场销售宣讲会，或已经答应购买某种商品，但事实上并非如此。如果老年人很难记清他们以前是否答应了某件事，那就可能屈服于来自骗子的压力。

在由加州大学洛杉矶分校的社会神经科学实验室（UCLA Social Neuroscience Laboratory）和大脑成像中心（UCLA Brain Mapping Center）的学者所开展的一项研究中，年轻人（20 多岁）与老年人（55~84 岁）被要求首先观看一些面部照片，这些照片分别包含着“可信赖”线索（如自然的笑容、坦诚的目光）与“不可信”线索（如虚假的笑容、回避的目光），然后对照片的可信赖程度与可接近程度进行评估。结果发现，对于带有可信赖线索的照片，年轻组与老年组的评分相似，这表明这些照片给他们留下了相同的印象。但是，对于那些具有“不可信”线索的照片，两组的评分存在着明显的差异，年轻人倾向于将这些面孔评为不可信和不可接近的，而老年组则认为这些面孔更可信、更容易接近。在后续的研究中，研究者使用了一个包含年轻人和老年人的小样本，采用功能性磁共振成像（FMRI）技术测量了他们在观看面部照片时前脑岛皮层（anterior insula，该区域与厌恶情绪有关，会提醒我们某些事情不太对）的大脑活动。FMRI 显示，年轻组的前脑岛比老年组更活跃，并且在观看“不可信”照片时的差异更大。这也就是说年轻人的大脑在提示他们需要警惕，而老年人的大脑则没有对这些线索进行同样的反应。加州大学洛杉矶分校的科学家们认为，老年人大脑中更低的活跃程度可能表明他们并没有抓到这些本可以保护他们免受欺骗的线索。

我们不能仅仅把注意力放在大脑加工过程导致老年人更容易上当受骗上，还应该关注随着年龄的增长，他们也逐渐变得更加积极乐观。卡斯滕森认为，随着年龄的增长，人们觉得自己余下的时间不多了，因此更倾向于看到事情光明的那一面，不会因小事而紧张。实际上，这种情绪调节特征不仅体现在老年人身上，也体现在那些被诊断患有绝症的年轻人身上。因此，这种积极效应的基础不一定就是年龄，而是感知到的剩余时间。无论如何，这种积极效应都可能导致老年人无法对帮助他们避开骗局的警示信号做出反应。积极效应可能对心理健康有益，但同时也可能使老年人更容易受骗。然而，另一种对积极效应的解释则认为，随着年龄的增加，杏仁核中的选择性神经退化可能会削弱个体对消极信息的情绪反应，但对积极信息的情绪反应则无影响。杏仁核位于颞叶的前部，与情绪的处理有关。

总之，对于被骗的人数我们是无法进行准确统计的，因为很多人（无论老少）都羞于承认或报案；但是，即使我们有准确的数字显示老年人的被骗率更高，也不能直接下结论说他们被骗的本质原因就在于年龄。他们更容易被骗可能是因为骗子专门挑选老年人作为诈骗对象，以及他们可用于消费的资产和所需要的产品更适合诈骗计划。此外，还有一些包括代群效应（如老年人更加客气）在内的其他原因，决策风格和认知处理方面的年龄差异也增加了他们被骗的风险。最后，老年人更积极乐观的心态也可能使他们容易成为骗局的受害者。

迷思 16：老年人对于做决定太过谨慎

人们常常认为老年人过于谨慎，尤其是在需要做出决定的时候，其实这是一种常见的误解。在关于反应时的实验室研究中，老年人的反应速度的确比年轻人慢。当需要对多个刺激做出反应，并且反应方式不止一种时，这种缓慢往往更加明显。一般而言，随着反应时测试情境的复杂性的提高，与年龄有关的反应时的差异越发明显。确实，实验室中的选择反应时与复杂反应时测试都表明，老年人要比年轻人的反应慢得多。作为选择反应时测试的一个现实例子，你可以想象一下，你在开车时看到前面的交通灯变成了绿色，但同时你也注意到路边有个小孩在玩耍，你必须在保持速度以通过绿灯和踩刹车减速以避免撞倒小孩之间进行选择，这就是一个涉及两种刺激（绿灯和玩耍的小孩）和两种可能反应（保持速度或减慢速度）的测试。

但是基于实验室反应时研究的结果，我们能不能得出这样的结论：老年人在做决定时总是比年轻人慢？即使老年人反应较慢，就能归因于谨慎吗？与老年人做决定比年轻人更谨慎的假设相反，最近几项采用真实生活情景模拟的研究显示，老年人在做选择之前往往比年轻人更少地思考相关信息，而且做决定的速度也比年轻人要快。在卫生保健领域，例如在选择医生和医疗保健计划的时候，就发现了这种趋势。此外，当要求老年女性从一系列乳腺癌治疗方案中进行选择，以及当要求老年男性对前列腺癌治疗方案进行选择时，研究者都发现了类似的现象。在这些情况下，老年男性和老年女性都比年轻组或中年组的男性和女性更快地做出决定。

约翰逊（Johnson）曾经开展了一项研究，要求年轻的成年大学生和年长的退休人员做出一个许多人都会面对的消费决定——购买哪种汽车。被试可以使用电脑获取各类汽车各方面的信息，如油耗、舒适性、维修成本、安全测试记录、汽车造型、销售价格和未来转售价值等。总的来说，在最终决定购买哪辆车之前，两个年龄组的人所花费的时间大致相同；但是年龄较大的退休人员所阅读的汽车信息条目数更少，尽管他们花在每条上的时间要比年轻人多。简而言之，在做决定之前，年长的退休人员并没有像年轻人那样考虑所有可能的备选方案，这表明他们更不谨慎。

总之，对反应时和做决定这两个概念进行区分是非常重要的。当面对需要深思熟虑的选择时，通常来说，老年人并没有过于谨慎，他们考虑的信息要比年轻人少，而且通常会在没有系统地考虑所有可用信息时就做出决定，即使这些决定并非小事。某些时候，他们似乎更急于做出决定，甚至比年轻人做决定都快。因此，我们没有理由认为，作为决策者，老年人要比年轻人谨慎。

Great Myths
of Aging

第3章
有关自我整合的迷思

老年人都不好相处

很多针对老年人的负面刻板印象都是基于这样一种观点，即性格会随着年龄的增长而改变，但不是变得更好，而是更差。然而，有相当多的证据表明，事实正好相反，人格的改变大多是个例，并不常见。通常，人们并不会随着年龄的增长而变得更神经质，也更加不会因此在某种程度上患上疑病症。吝啬也是如此——人们通常不会随着年龄的增长而变得吝啬。然而，尽管人们常常会用一些赞许的话语来形容一个精打细算的年轻人，如“节俭”，但如果这个人在上了年纪后仍然很精打细算，就会改用“吝啬”来形容他，这就有点不公平了。至于喜欢诉说身体上的不适，事实上很多年轻人也是如此。

迷思 17：老年人都是疑病症患者

说一个人患了疑病症，这是多么不好的一件事啊！甚至连美国精神病学会（American Psychiatric Association）都提到过，并且在精神病学诊断中剔除了疑病症。在最近修订的《精神疾病诊断与统计手册（第五版）》（*the Diagnostic and Statistical Manual of Mental Disorders, DSM-5*）中，美国精神病学会承认，“疑病症”这个术语“带有贬义，不利于有效治疗关系的建立”。大多数以前被诊为疑病症的人现在会被诊断为“躯体症状障碍”（somatic symptom disorder）。这些人有生理上的症状以及一些异常的想法、感受与行为；他们可能患有医疗诊断上的疾病，也可能没有。另外还有一种“疾病焦虑障碍”（illness anxiety disorder）。在 DSM-5 中，疾病焦虑障碍是指对健康过度焦虑，但却没有具体躯体症状的一类问题。然而，到目前为止，有相当多的研究依然在使用“疑病症患者”和“疑病症”这两个术语。因此，我们在这一部分的讨论中也沿用这些术语。

为什么“老年人都是疑病症患者”这一迷思会如此普遍？

首先，毫无疑问的是，人们在进入老年后，慢性疾病的发生率会增加，其中一些疾病可能会伴有疼痛。骨关节炎就是一个很典型的例子，这是一种退行性关节疾病，常常会对人体那些负重的关节产生影响（如膝盖、臀部和脊椎，以及手指、手腕、肘部和颈部），它可以通过身体运动引起疼痛。虽然骨关节炎本身很少致命，但即使是轻微的关节炎也会使人感到酸痛和不适；严重的关节炎还会影响到人们的生活质量，有时甚至会使人丧失独立活动的能力。因此，如果一个老年人抱怨身体不舒服（两三次），那么他是一个疑病症患者的可能性大一些，还是他正遭受没有被诊断出来的疾病折磨的可能性大一些？

老年人不仅比年轻人更可能遭受健康方面的困扰，而且当出现某些不适时，他们也比年轻人更关注自己的健康。那么，是否有一些老年人误读了那些可能是正常老化所带来的变化，因此才担心会出现最坏的结果呢？斯坦（Stein）认为，对身体症状的关注可能是老年人应对自身健康状况变化的一种适应性策略；去看医生可以减少他们的焦虑，因为他们认为这样做是在积极地维护健康。许多老年人目睹了亲朋好友的疾病，因此对他们来说，时刻注意自己的症状，检查那些可能发展成重大疾病的小毛病是很重要的。对老年人来说，出现新的症状就去看医生并不是疑病症的表现，而是对自己原来强壮的身体出现的一些令人不安的变化进行控制的一种方式。

与其他年龄段的人一样，老年人的疼痛阈限也各不相同，通常正是由于这些达到一定程度的不适，他们才去看医生的。因此，考虑人们如何感知、解释和报告他们的症状是很重要的。有的人（可能是任何年龄段的人）可能快要昏厥了才会叫救护车，而有的人则可能碰伤了脚趾就去看医生。仅仅因为觉得第二个人的脚趾可能没有骨折就给他贴上精神病的标签是不公平的。人们对疼痛的敏感性各不相同，而且这种差异可能会持续一生。

个体差异具有稳定性似乎是人格本身所具有的特征。麦克雷（McCrae）和科斯塔（Costa）的人格五因素模型（five-factor model, FFM）是一个非常有影响力的理论，该理论将人格看作一个整体，这对我们理解关于老年人格的一些迷思也是一个很有用的视角。五因素模型在巴尔的摩纵向研究（Baltimore Longitudinal Study）的基础上，提出人格结构包含五个维度/因素：神经质（neuroticism）、外向性（extraversion）、开放性（openness）、宜人性（agreeableness）和责任心（conscientiousness），合称大五人格因素。每个人的人格在每个维度或因素上都有所不同。表 3-1 展示了这五种人格因素，以及每一种因素得分高的人的典型特征。

表 3-1　　　　大五人格因素及各因素的六种特质

人格因素	特征
神经质（N）	焦虑、敌意、抑郁
	自我意识、冲动
	脆弱
外向性（E）	热情、爱交际
	自信、活跃
	追求兴奋、积极情绪

续前表

人格因素	特征
开放性（O）	幻想、有美感
	情感丰富、行为、观念
	价值
宜人性（A）	信任、坦诚
	利他、顺从
	谦逊、温和
责任心（C）	胜任、守秩序
	负责任、追求成功
	自我控制、深思熟虑

麦克雷、科斯塔和他们的同事所收集的证据表明，五因素模型不仅适用于美国，也适用于许多其他国家。他们的研究显示，这一理论在德国、意大利、葡萄牙、克罗地亚、韩国、爱沙尼亚、俄罗斯、日本、西班牙、英国、土耳其和捷克共和国也适用。这些因素不仅描述了不同国家的居民，而且似乎也适用于不同年龄和生活阶段的成年人。在接下来几个将要探讨的迷思中，我们将对五因素模型进行重新审视。然而，与疑病症最相关的人格因素是神经质因素（N 因素），N 因素得分高的个体往往在焦虑、抑郁、敌意、自我意识、冲动和脆弱等特征上得分较高。他们通常会表现出各种各样的情绪困扰，其中一种就表现在躯体主诉（somatic complaints）上。至于“老年人都是疑病症患者”这一迷思，纵向研究的结果显示，个体在五因素上的得分并没有随着年龄的变化而有明显的改变，尤其是在中年之后。这意味着那些在生命早期神经质得分就较高的

人，在成年后的神经质得分也可能很高。如果一个人在进入老年后表现出了疑病症的症状，那么他很可能是一直如此，而不是因为年龄的增长才变得这样，尽管随着时间的推移，个体抱怨的具体方面会发生变化。按照五因素模型的说法，神经质因素的水平在整个成年期基本上都是稳定的。因此，“疑病症在老年人群中特别普遍”的观点是不准确的；不过，毫无根据地诉说身体不适或过度讲述身体上的症状，对于一个患有疑病症的 85 岁老人来说也可能并不是什么新鲜事。

针对疑病症患病率的研究也证实了这一点。例如，在一项针对波士顿一家医院普通门诊病人的研究中，发现大约有 4.2% 至 6.3% 的人被诊断为疑病症，但这一比率并没有因年龄（65 岁以上与 65 岁以下相比）或性别而有所不同。此外，另外一些研究也表明老年人并不比年轻人更可能患上疑病症。

1985 年，科斯塔和麦克雷发表了一篇疑病症方面的重要文章，题目是《疑病症、神经质与老化》（*Hypochondriasis, Neuroticism, and Aging*）。在这篇文章中，他们讨论了“健康的主观感知与客观病情研究中概念化与测量上的困难”。这些研究人员比较了三种描述躯体不适与健康状况之间关系的模型。第一种模型也是最简单的一种，即朴素实在论（naïve realism），代表了我们对自己或他人的总体看法：我们会从表面角度来看待他人的疾病主诉（medical complaints），也就是说，我们认为那些有症状的人确实有身体上的疾病，而且症状越多，病情就越严重。

第二种模型是“确切的精神疾病”（psychiatric-categorical），指的是一个人列出了太多的症状，以至于任谁都会觉得这些症状难以置信。这些人可能确实患有疑病症：他们认为自己的身体有病（有可能是不正确的）。对这些人来说，即使自我报告的症状可能不值得信赖，医护人员也需要判断他们是否存在身体疾病和 / 或精神疾病。毕竟，疑病症患者确实可能会患有身体疾病（显然，其亲属与护理人员难以判断这一点）。

第三种模型是一个更加复杂的模型，被称为“躯体关注度”（dimension of somatic concern），由于人们在身体症状的感知、解释与报告方面所存在的个体差异具有稳定性与持久性，因此，每一个体自我报告出的症状都必须根据他的报告风格来进行评估，也就是说“过度报告”和“过少报告”都是很常见的事。

显然，对于卫生保健专家来说，重要的是能够区分实际存在的疾病与毫无根据的抱怨。当然，如果家属也能做到这一点的话，那将有利于家庭的和谐。不幸的是，人们通常很难肯定家中老人是不是真的身体不适。因此，如果你的七大姑八大姨向你抱怨说这里痛那里痛，或者胸闷不舒服，或坐着的时候背疼、站着的时候不疼，那么，你首先要做的就是问问你自己，她是否总是在这些问题上夸大其词。但即使不是的话，也不要轻易假定这就是晚发性疑病症；相反，你应该先带她去看家庭医生。

最后需要我们记住的是，有些人在面对新出现的身体症状时，他们的反应不是过度警觉，而是否认。比如，如果老年人担心他们的认知症状与痴呆症有关，那他们很可能不去医院诊断，即使诊断结果可能并没有他们所担心的那么严重，或诊断出来的病症可以得到有效的治疗或心理干预。

总之，大量证据都不支持老年人更容易患疑病症的假设。当然，有些老年人确实会经常诉说身体的不适，但有可能他们在年轻时就是如此。毋庸置疑，“老年人都是疑病症患者”这一笼统的说法是毫无根据的。顺便说一下，还有一点需要重点考虑的是：即使老年人确实有更多诉说身体症状的需要，那他们也并没有年轻人诉说的多，也许他们的行为方式正好与疑病症相反！

迷思 18：老年人都很吝啬

“老年人都很吝啬！”毫无疑问，我们经常听到这样的说法。在“吝啬”的问题上，似乎存在一个根深蒂固的迷思，那就是很多人都会把年老与吝啬联系在一起。

首先，我们来探讨一下“吝啬”这个词的含义。吝啬可以涉及很多方面，但最常见的是金钱方面。在其中最基本的层面上，它意味着不愿意给别人钱或花钱，或在钱的问题上过于谨慎。吝啬的同义词还包括节约、一毛不拔和节俭。然而，吝啬的内涵远远不只“花钱特别谨慎”，它还意味着不大方、不情愿、小肚鸡肠，同时它还意味着贪婪，以及为了自身利益而积攒财富。简而言之，说某人吝啬鬼可不是什么恭维话。

我们可能都听说过关于“贪婪的老头”的故事，这类故事非常常见。有时这些故事是关于老年人投票反对增加税收来资助学校、图书馆或改善道路。老年人怎么能对孩子或社区如此漠不关心呢？还有些故事涉及老年人在餐厅里给的小费很少。这些表现出色、值得酬谢的服务员被迫为了最低工资而工作，就指望顾客给的小费了，尽管小费不是顾客必须要给的，但老年人怎么就忍心给那么少呢？

在广受欢迎的情景喜剧《宋飞正传》（*Seinfeld*）的一集里，有一个与吝啬有关的极端例子，杰里在当地书店里看到他的老年叔叔利奥入店行窃。这一集经常重播，几乎每次都能引起观众的笑声。事实上，入店行窃并不好笑，那为什么我们会觉得这一集如此搞笑呢？从《宋飞正传》的其他情节中，我们知道利奥叔叔并不富裕，但也没有穷到买不起书而要去偷的地步。那么，我们是否应该认为利奥叔叔就是一个“贪婪的老头”呢？在其他关于商店行窃的场景中，有的老年人会从药店偷助听器的电池，或者把生牛排藏到衣服里。有些人对年长的商店扒手表示同情，而另一些人则认为，他们是打算付钱的，只是太健忘了。即便如此，许多人还是对这种行为嗤之以鼻，而有关老年人入店行窃的报道更是加重了人们对老年群体的这种负面刻板印象。

现实情况是，入店行窃的人并不局限于老年人。根据美国预防扒窃协会 2014 年的统计，大约有 25% 的商店扒手是青少年。而且，许多成年扒手也是在他们年纪很小的时候就走上了这条路。已报道的入店行窃犯罪生涯最长的人是一位 83 岁的老妇人，她为了博得母亲的关注与关爱，从 6 岁起就开始到商店偷小礼品。她有一个五口之家，还当过护士，但几十年中她经常会到商店行窃。她并不是因为经济问题而去行窃的，事实上，事后她经常感到内疚，并且会把偷窃来的物品还回去。令人欣慰的是，83 岁的时候，她终于在心理治疗和抗焦虑药物的帮助下戒掉了这个习惯。

威德里克（Widrick）和拉斯金（Raskin）要求被试在“大方”与“吝啬”之间选择一个词来描述一些不同的角色，如律师、无家可归者、护士、老年市民、老年人、退休人员和祖父母。不出所料的是，更多的人选择用“吝啬”而不是“大方”来形容老年市民和老年人。这有可能是因为老年市民和市场折扣中的老年折扣有关，这触发了老年人“贪婪”的刻板印象。至于老年人，威德里克和拉斯金认为，总的来说，“老年”这个词就容易涉及负面印象。然而，有意思的是，负面的形容词——吝啬，并不会被扣到退休人员与祖父母头上，这两者更有可能被贴上“大方”的标签。为什么这两者的标签更积极呢？因为退休人员是与劳动者联系在一起的——尽管这种联系实际上已经终止了——这可能会引发一种积极的刻板印象。而自己的祖父母则更不可能被看作污名化群体中的一员，因为与其他人相比，祖父母更具个人情感色彩。在一项针对人们对老年人的态度的元分析（对许多研究报告进行的统计分析）中，凯特（Kite）等人发现，如果人们事先了解老年人的一些信息，比如健康、职业、财务状况，或与他们较熟悉，那他们对这些老年人产生负面看法的可能性就会降低；相反，当可获得的信息较少时，负面偏见就更可能出现。

如果说老年人在花钱方面确实比年轻人谨慎，那么此时浮现在我脑海中的另一个词就是我们之前提到过的“节俭”。尽管节俭通常不会让人联想到贪婪和不大方，但有时候也被认为是吝啬的同义词。节俭通常指一个人很节约，也就是说他通常会避免不必要的开支。因此，你可能一边认为你的祖母和你的贝西大婶很节俭，一边认为老年人通常都很吝啬。

可想而知，现在的老年人比年轻人或中年人更节俭，那么让我们来探讨一下为什么会出现这种情况。代群指的是一群人或一代人，他们出生在大约相同的年代，并在成长过程中有类似的经历。现在这代老年人的父母可能正好成长于 1929 年开始的世界经济大萧条时期。因此，他们中的大多数都从他们的父母那里学到了节俭是一种重要的美德，不管是通过父母的语言还是行动。除了他们的父母是谨慎花钱的榜样，还有一个重要的原因是，在这些老人的少年、青年乃至中年时期，信用卡还很难获得，所以他们在买东西时，绝大多数情况下都是全款购买。即使对于某些大件商品会有偿付计划，但通常也只针对某些特定的商店。比如有的商店可以预付订金，但只有当人们付清全款后才可以拿走物品，并且还需要支付额外费用。所以，现在的老年人完全有可能不是因为年龄大了才变得节俭；相反，他们只是习惯于用现金或支票为大部分消费买单的本就节俭的一代人。

赫默特（Hummert）等人进行了一项调查，他们让年轻人组、中年人组和老年人组分别去描述一个“典型的”老年人，然后对他们提到的频率最高的特质进行了分析。结果发现，“担心财务问题”是被提到的 20 个最多的特征之一：有 7.5% 的年轻人、5% 的中年人和高达 35.5% 的老年人提到了这一点。似乎老年人特别关注金钱（赫默特等人将这视为一个特征）。

除了代群的影响，老年人的现实担忧——人还活着，钱花完了——很可能会加剧他们的节俭倾向。在媒体报道中经常被提到的在婴儿潮[①]中出生的人，最年长的现在也不过 60 岁左右，还有一些人是 50 多岁。他们中的许多人正处于“世代挤压”（generation squeeze）状态——不仅要赡养年迈的父母，还要为未就业或未充分就业的成年子女提供支持。他们很清楚地知道现在人们的寿命有了显著的增加，而且多年以来一直存在着非常明显的通货膨胀。让他们更担心的是，媒体的头条新闻充分说明了医疗费用呈螺旋式上升的事实，以及对老年人（或其他任何人）是否有能力支付医疗费用的质疑。这些连续不断的提醒，再加上对自身经济状况的认识，让老年人有充分的理由担心医疗费用的上涨速度会远超他们的预期。对于已经退休的老年人来说，他们的很大一部分收入来自社

① 第二次世界大战结束后的 1946 至 1964 年间，美国共有 7500 多万名婴儿出生，创造了美国史无前例的婴儿潮，而在此期间出生的孩子则被称为婴儿潮世代。——译者注

会保障金。虽然最初社会保障金只是被当作一个经济的安全网，但现在在美国享受社会保障金的人中，36% 的人的 90% 的收入都来自社会保障金。此外，2011 年，美国有近 360 万老年人（约占老年人口的 8.7%）的收入低于贫困水平。如果根据补充性贫穷衡量标准（supplemental poverty measure, SPM），将生活成本以及诸如自付医疗费用等项目上的地区差异都考虑在内的话，这一数字能攀升到 15.1%。

最后，可能确实有一些不那么富裕的老年人，甚至是富有的老年人在享受老年折扣、早客特价[①]、更低的财产税，甚至更少的图书馆罚款。但我们不要忘记，也有许多富裕的老年人正在为慈善事业、文化机构和宗教组织做贡献。请记住，在美国 65 岁及以上年龄的人中，大约有 25% 的人在医院、学校、公园、动物园和博物馆等地方做志愿者。据估计，随着在婴儿潮中出生的大多数人步入老年，大约有 50% 的人将通过某种形式的志愿工作为他们的社区效力。简而言之，老年群体代表着一支相当大的自由劳动力大军，这对我们社会中的许多人和机构都有好处。而且，不管是十分富有还是不那么富有的老年人，都在为他们的后代提供经济支持，比如支付孙辈的牙齿矫正费用、学费以及大学开支等。

总而言之，被认为吝啬的老年人实际上可能只是在未雨绸缪，因为他们不想成为孩子现在或将来的经济负担。节俭意味着谨慎，

---

① 在美国，有的商家会给那些来得较早的顾客一个优惠的价格。——译者注

而不是浪费。不幸的是，对于一个被污名化的群体，节俭可能被很多人理解成吝啬（不大方），所以“老年人都很吝啬”的迷思就自动传播开来了。可能老年人确实比他们的孩子和孙子更节俭，但也许正是因为他们的节俭，他们才不需要向子女和孙辈寻求经济支持，而且甚至可能成为年轻一代的经济援助来源。

迷思 19：老年人的脾气都很暴躁

在我们的文化中，“老年人的脾气都很暴躁”这一刻板印象是如此深刻，以至于电影《斗气老顽童》（*Grumpy Old Men*）[①] 的名字听起来似乎并没有“政治不正确”。至于典型的脾气暴躁的老妇人，你只需要看看各种贺曼贺卡以及贺曼公司推出的带有玛克辛 [②] 标志的小礼品（如咖啡杯、T 恤和日历）就知道了，贺曼公司将玛克辛塑造成了一个“暴躁女王”的形象。即使是小孩子，也无法摆脱暴躁老妇人这一刻板印象的影响。2007 年，鲁宾孙（Robinson）等人对 34 部迪士尼动画电影进行了研究，结果发现其中 25% 的老年人物都是易怒、脾气暴躁或严厉的。

从定义上看，脾气暴躁的人往往喜欢发牢骚、抱怨、生闷气、动不动就发脾气。还记得人格五因素模型吗？其中一个因素就是宜

---

① 1993 年上映的美国电影，讲述两个人老心不老的老头子，既是邻居又是好友，一直相安无事。直到某天，一位风韵犹存的寡妇爱丽儿突然出现，两位老人从此变成了死对头，经常整蛊对方，因为他们都抱着同一个目的，就是看谁先抱得美人归。——译者注

② 贺曼公司于 1986 年推出的产品品牌。——译者注

人性。麦克雷认为个体的宜人性在 30 岁之前会不断提高，然后就开始下降或增加得非常缓慢。由此看来，一个具有宜人性特质的人似乎不太可能会脾气暴躁。而且，老年人还常常喜欢关注事情的积极方面，比如在做决定的时候，他们会更多地关注积极信息，而对消极信息则关注较少。研究发现，当要求年轻人和老年人在四位不同的医生和四种不同的保健计划中进行选择，并让他们自由查阅由研究者提供给他们的关于这些医生与计划的资料时，老年人会比年轻人在选择之前更多地查阅每位医生和每种保健计划的积极信息而不是负面信息。随后，当要求老年人回忆他们所选择的医生与保健计划时，研究者发现他们回忆出来的积极信息要多于负面信息。只有当老年人被特别提示需要注意他们所获得的资料与细节时，这种关注积极信息的倾向似乎才会消失。

许多研究已经对老年人与年轻人如何解决人际情感方面的难题进行了考察，比如与家人或朋友的冲突。这些研究发现，与年轻人相比，老年人更少直接面对人际困境；相反，他们更倾向于否认、逃避，或被动地接受存在的问题。博迪特（Birditt）等人认为，当存在人际冲突时，与年轻人不去争吵与吼叫而是选择“开打”不同，老年人通常更愿意等待情况好转再做决定。这种趋势似乎也存在于婚姻关系中。卡斯滕森等人曾经开展过一项研究，他们首先让一些中年夫妇与老年夫妇讲述他们婚姻生活中长期存在的一个分歧，然后让夫妻双方就这一分歧进行 15 分钟的交流，并对交流过程进行录像。随后，对这些录像进行客观观察的人认为，年龄较大的夫妇在言语内容、声调、面部表情和手势方面表现出的情绪反应较少。总而言之，跟中年夫妇相比，老年夫妇表现出了更多的情绪调节，或对负面情绪进行了更多的控制。

尽管在变老的过程中，我们会遭受一些丧失，如视力与听力的下降，以及健康状况每况愈下，但我们体验到的情绪变化却往往是积极的。在对几项横断研究和纵向研究进行总结后，沙伊贝（Scheibe）认为，与年轻人相比，老年人往往更快乐、平静，情绪也更加平衡。老年人有着更高水平的情绪幸福感，在日常生活中也更积极、快乐和满足，较少有悲伤、愤怒与焦虑等负面情绪。

2011 年，查尔斯（Charles）提出了强弱整合模型（strength and vulnerability integration, SAVI），用来解释老年人在处理压力时与年龄有关的获得（优势）与丧失（弱势）。根据这一模型，只要压力水平不是太高或是慢性压力，老年人就可以用他们一生解决困难的经验和修炼出的能力来调节情绪反应，并克服压力的消极影响，从而保持高水平的幸福感。尽管如此，该模型也承认，当压力太大或持续时间太长时，经验和情绪调节的效果就没有那么好了。沙伊贝指出，年龄较大的老年人可能无法在情绪调节方面取得明显的效果，尤其是当压力很大且不可避免时。

在结束讨论“老年人的脾气都很暴躁”这一迷思之前，我们还应该意识到，我们不能完全排除在某些情况下，他们确实会这样。首先，有些疾病（如关节炎）更容易在老年人中出现，这些疾病往往会伴随长期的慢性疼痛。此外，老年人还可能会遭受他们无法解释的弥漫性疼痛。一旦有这种情况，作为旁观者，你就会觉得这个人总是无来由地心情不好——脾气暴躁。

还有一种可能是，那些处于痴呆症早期的老年人虽然还能够“自理”日常生活中的大部分事务，但他们可能已经开始出现健忘的症状。一旦出现下面这些情况，比如东西不见了、忘记查看邮件，以及乱放钥匙、眼镜等，他们就可能会为了保护自尊而责怪他人。如果被责备的人没有意识到老年人的问题源自他们的痴呆症，就可能认为老年人的脾气暴躁。

如果某位老年人没有被你的笑话逗笑，你会不会就认为他脾气不好？确实，老年人欣赏笑话的能力可能有所降低。其中听力丧失可能是一个原因。如果沟通中漏听了某些部分，那么患有老年性听力丧失（即所谓的“老年性耳聋”，其特点是听不到某些高频语音，对语速过快的话语理解困难）的老年人确实可能会错过某些笑点，并因此看起来似乎“脾气不好”。

总而言之，一般来说，老年人并不会随便发脾气。除非出现上面提到的一些情况，如身体疼痛或随着年龄增长而出现的认知或知觉上的改变。沙伊贝认为，总的来说，老年人有着较高水平的情绪幸福感，“老年期可能是一个快乐与内心平和的时期，而不是暴躁与沮丧的人生阶段”。

帮我做饭，做完就快走吧

读者可能对这样的刻板印象并不陌生，即老年人既需要他人、依赖他人，又有点孤僻。人们普遍认为老年人可能更喜欢别人为他们准备饭菜，而不是自己去准备；可能更喜欢一个人待在家里，而不是去参加聚会。与大多数刻板印象一样，可能有些老年人的确如此，但正如我们接下来要讨论的，大多数老年人其实并非如此。许多老年人仍然希望自己能够在这个世界上有所作为——在力所能及的范围内为他人和社会效力。如果可以的话，他们更愿意自己做饭；即使不喜欢做饭，也宁愿自己叫外卖。至于喜欢待在家里、享受宁静的生活，事实上很多年轻人也有这样的偏好。在这些方面，人们并不会有太大的改变。

迷思 20：老年人喜欢被照顾——他们不想承担太多的责任

如果我给你一盆绿植，并对你说："这是一盆不错的绿植，你可以好好地欣赏它，我们会替你照料的。"你会有什么感觉？非常开心，对吧。那如果是下面这种方式呢："这里有盆绿植，如果你想让它活下来的话，那你需要每天给它浇水。"实际上，这是很早以前的一个经典实验，实验是在真实的场景——养老院中进行的。一半的老人在得到绿植后被告知要照顾它；另一半人也得到了绿植，但并不需要去照顾它。一段时间之后，与那些仅仅坐在那里、由工作人员来照顾绿植的老人相比，那些一直负责照顾绿植、使绿植茁壮成长的老人，心情更加愉快、思维更加敏捷、参加活动更加积极、幸福感水平也更高。这项研究的发现显然与老年人没有责任感的说法相矛盾。

在另一项被广泛引用的真实研究中，研究者组织了一群大学生去看望养老院的老人，其中一组老人可以选择大学生来看望自己的频率以及每次看望的时长；另一组老人也获得了相同的看望次数和看望时间，但是无法选择大学生的看望频率和时长。研究者在对看望次数、看望时长和看望质量进行控制之后，发现当老年人能够控制看望频率和时长的时候，大学生的看望对他们的幸福感的积极影响明显更大。

那么那些住在社区而不是养老院或其他护理机构中的老年人呢？格吕内瓦尔德（Gruenewald）等人连续七年追踪了一个来自麦克阿瑟成功老龄化研究项目（MacArthur Study of Successful Aging）的老年样本（70~79 岁），这些人无论是在身体方面还是在认知功能方面都位于所在年龄段的前 30%。经过七年的追踪，研究者发现那些在一开始就报告说觉得自己对他人有用的老年人，与那些不觉得自己对他人有用的人相比，在研究结束时失能的可能性更小，活着的可能性更大。

托马斯（Thomas）采用同样的方法对 689 名来自成年人社交网络研究项目（Social Networks in Adult Life）的全美国老人样本进行了分析，以考察是“给予他人支持”更好，还是“获得他人的支持”更好。参与研究的被试需要提交自己社交网络中的人的姓名，然后报告自己与这些人之间所发生的接受与给予支持的情况，包括情感支持（如信任、安慰）与工具性支持（如疾病护理）。总的来说，与那些获得的支持多于给予他人的支持的老年人相比，那些给予他人的支持比获得的支持多的老年人的幸福感水平更高。给予他人支持似乎能够增强老人的独立感与价值感，而且能够为成年子女以及朋友提供支持具有特别积极的作用。但有趣的是，托马斯还发现，接受支持并不一定就对幸福感产生消极作用——从配偶或兄弟姐妹那里得到支持与积极情绪之间有着密切的关系；相反，来自成年子女的支持则与积极情绪之间的关系不密切——这可能是因为这不符合人们认识中的“父母应该照顾子女”的自然法则，而且还可能会剥夺老年人的独立感。不过从总体上来讲，托马斯认为，对于老年人来说，“给予”要比“接受”好。

现在，你可能已经认为感觉“自己有用”和有“控制感”是一件好事了，那么下面我们就来了解一下学者对其工作原理的探讨。黑克豪森（Heckhausen）等人将控制分为初级控制（primary control processes）与次级控制（secondary control processes）。初级控制指的是人们主动去影响与改造环境，以满足自己的需求的行动。比如，如果你住在一所养老院里，那有权选择大学生来看望你的频率和时长就是一个很好的初级控制的例子。如果你的选择得到了尊重，一切就会很好。然而，无论年龄如何，初级控制并不是在什么情况下都适用的，而且也未必会成功。当无法使用初级控制，或者使用了也不可能成功时，人们通常就会转向次级控制，而这则更多地依赖于内部资源。一般来说，次级控制包括接受不能改变的现实，以及在很多情况下对目标与期望进行调整。

在此，使用家庭情境的例子可以很好地解释初级控制与次级控制的概念。如果一位 85 岁的老妇人决定留在自己的家中独立生活，那她就可以在淋浴间安装一个扶手杆，在电话上装一个闪光灯，以免听不到铃声，这两种行为都属于初级控制的范畴。她可能还会像往常一样继续生活，自己做家务，自己开车去市场买食物和其他生活必需品，但是，从某种程度上来说，完全独立生活可能会变得极其困难，她需要重新定义“独立”，将独立理解为“能够继续住在家里，但未必要亲自去做所有的事情”。一旦她调整了独立生活的概念（一种次级控制的形式），她就可以雇人来完成一些自己以前可以但现在很难做到的事情，如清理烤箱或更换床单。她还可以要求别人开车送她去杂货店，回家之后帮她打开买的东西。尽管接受了一些帮助，但她仍然可以把自己看作一个独立的人。

黑克豪森使用“初级控制与次级控制的最优化模型”（model of optimization of primary and secondary control）来解释人们如何才能维持满意度和幸福感。根据这一理论，与年龄有关的身体、认知或社会损失可能会降低老年人只通过初级控制来实现目标的可能性。因此，老年人在初级控制上的努力应该有选择性。这种选择是具有适应性意义的，因为它可以促使老年人在那些成功率最高的方面实施初级控制。如果他们想在很多方面都进行初级控制，甚至是在那些更难控制的方面，那他们很可能遭受挫败，并因没有成就感而变得沮丧。拉赫曼（Lachman）认为，如果老年人善于将自己希望实现的方面限定在可能实现的方面，或者选择少数领域来进行初级控制的话，那他们将拥有最大的机会获得高水平的生活满意度。

总之，关于“控制”的研究并不支持老年人特别想要或者需要他人照顾的观点，即使是身体孱弱的老年人。仅仅是给养老院的植物浇水这一点控制感，就能让他们获得比那些由别人来浇水的老年人更高的幸福感。当初级控制失败或无法实施时，次级控制仍然是一件大好事。此外，如果老年人能够为别人提供支持，而不是接受支持且从不回报，那他们会有更高的满意度。对年轻人和中年人来说，了解这一点很重要。很多人都很自然地想照顾老年人生活的方方面面，同时不指望他们能在什么方面有控制力，从长远来看，这种态度对老年人并没有什么好处。

迷思 21：老年人性格内向，喜欢独自待着

“老年人性格内向，喜欢独自待着”这一迷思可能起源于 20 世纪 60 年代初。当时，来自美国芝加哥大学人类发展委员会（University of Chicago Committee on Human Development）的研究人员正在开展堪萨斯成人生活研究项目（the Kansas City Study of Adult Life），该项目对这个位于美国中西部的城市中的 40~70 岁的社区居民进行了访谈。在研究过程中，研究者采用了主题统觉测验（thematic apperception test, TAT），他们向被试展示了一些处在模

糊情境中的人物图片，然后要求他们根据图片内容讲一个故事。结果发现，40 多岁的人所讲的故事中的人物大多是精力充沛的，敢于冒险去承担外部世界的挑战。相比之下，那些年龄较大的人所讲的故事中的人物，则不太愿意面对挑战情境，更不愿意在别人身上进行情感投资。在诸如主题统觉测验之类的测试中，人们对意义模糊图片所做的反应可能反映出了他们内心不太愿意或者不能够清晰表达出来的一些想法。如果是这样的话，那这些研究结果表明，在人们从 40 多岁长到 70 多岁的过程中，他们可能会变得更喜欢反思，更关注内心世界，这一倾向被称为“内在性的增强”（increased interiority）。这一观点也是对瑞士心理学家卡尔·荣格（Carl Jung）理论的补充，荣格认为，在进入成年晚期后，人们对外部世界的需求就会减少，因此就会从外向变得内向，进而变得更喜欢反思。

基于堪萨斯成人生活研究项目主题统觉测验的研究结果，卡明（Cumming）和亨利（Henry）提出了社会脱离理论（disengagement theory）。该理论的核心观点是：随着年龄的增长，人们会逐渐脱离社会；与此同时，社会也开始脱离老年人的世界，期待他们能给年轻一代“让位”。因此，老年人的“退位”是符合社会期望的，遵从这一社会期望的老年人也能够获得较高的生活满意度。然而，社会脱离理论在老年研究者中引起了相当大的争议——它引发了一场争论，关于老年人是继续参与社会活动更快乐（这是以往的假设），还是更愿意脱离社会活动。

老年人是继续积极参与社会活动最开心，还是更喜欢脱离社会，独自待着？研究者对上述项目中被试所完成的关于活动水平与生活满意度水平的测试结果进行了深入分析，结果表明并不存在一个单一的与幸福相关的模式。不仅一些积极参与社会活动的被试报告说自己感觉很快乐，一些（一小部分）社会参与度较低的被试也报告说自己很快乐。简而言之，让某位老年人感觉快乐的事物未必对另一个人也是如此。这很可能取决于个人的人格特质。

让我们重温一下麦克雷和科斯塔的人格五因素模型，我们曾在迷思 17 中讨论过“老年人都是疑病症患者”（详见表 3-1）。回想一下，人格五因素模型将人格特质划分为五大维度或因素：神经质、外向性、开放性、宜人性和责任心。与现在这个迷思直接相关的因素是外向性，通常来说，在外向性因素上得分较高的人开朗、喜欢社交、健谈与热情；相反，得分较低的人（内向型）则沉默寡言、拘谨、不爱说话、严肃。

在研究人格与年龄之间关系时，我们可以在同一时间点上对不同年龄的人进行比较（横断研究方法），也可以在人们变老的过程中长时间追踪同一批人（纵向研究方法）。当研究者对不同年龄的人进行比较时，相同的人格因素与对应的特质似乎也会出现。同样，在对同一批人进行长时间的追踪研究中，这五个因素中的具体人格特质也能够保持时间上的稳定——那些年轻时在外向性因素上得分较高的人，到了老年时也基本如此；同样，那些年轻时在外向性因素上得分较低的人，年老后也不太可能变成交际花。就外向性而言，整个成年期都体现出了相当大的稳定性。

但是那些与外向性相关的特质与行为在生命的不同阶段各自会有什么样的表现呢？例如，一个外向的年轻人可能拥有一个庞大的社交圈，并且经常与朋友们聚会。但等到这个人到了中年，每天需要花大量的时间工作和照顾孩子，那他几乎就没有什么时间去跟同事与家人以外的人社交了。在进入老年后，他可能会从有薪水的工作岗位上退休，也不那么忙于照顾孩子了，但社交的机会可能也少多了。因为随着退休，大多数人都难以维持原来那些与工作有关的社交网络。此外，通常来说，此时孩子们也已经离开了他们去组建自己的家庭，有可能住得很远，只是偶尔来探望一下他们，而且一些人的配偶也可能已经去世了，还有一些好朋友也去世了，或者搬到了离他们的家人较近的地方，抑或是住进了保护措施更好的养老机构中，以便随时获得所需要的帮助。老年人也可能已经不再自己开车，而且身体健康问题可能会进一步限制他们的活动范围。总而言之，特别是对那些年纪很大的老年人来说，大部分人都能体会到社交圈子的缩小。这意味着早年时代可以轻易获得的社交机会可能会变得越来越少。

这一结果乍看起来可能会让我们觉得很沮丧，但在接受这一貌似令人沮丧的结果之前，让我们先来看看另外一些相关的研究结果，它们可能会修正我们觉得老年人脱离社会，喜欢独自待着的刻板印象。兰格（Lang）等人对 70~104 岁之间的老年人进行了研究，发现年龄越大的人，社交网络（确实）越小；但即使是年龄非常大的老年人，大部分也依然保持着有意义的社交网络与情感联系网络。兰格等人在另一篇研究报告中指出，即使到了 80 多岁，与外向性因素得分较低的同龄老年人相比，那些得分较高的老年人的社交网络也更大。社交网络的绝对规模可能会随着人们年龄的增长而逐渐缩小，但绝对不会消失。更确切地说，在老年期的晚期，社交网络的规模仍然存在相当大的稳定性：与那些外向性得分较低的老年人相比（有可能他们年轻的时候也这么低），那些得分较高的老年人倾向于拥有更大的社交网络，即使这些社交网络的绝对规模要比他们年轻时候的小。外向的人并不会因为到了晚年就变成内向的人，尽管从绝对意义上来说，人们可能会觉得他们不如以前那么外向了。

下面，我们将围绕着社会情绪选择理论（socio-emotional selectivity theory, SST）来探讨年龄与社交活动之间的关系。社会情绪选择理论是当代的一个毕生发展模型，直接涉及社交活动的本质以及个体社交网络的规模。在社会情绪选择理论看来，人们参与社交活动主要有两种动机，一是获取知识，二是管理情绪。获取知识的动机指的是个体对接触新鲜事物的需求与渴望，这个目标在生命的早期占据主要地位，但其重要性在个体进入中年后开始下降；相反，管理情绪（即情感上的满足）在人生早期阶段的重要性不如获取知识的动机，但是在进入中年期之后，其重要性逐渐提高；到了晚年，管理情绪就成了人们参与社会交往的主要动机。

社交动机与你喜欢交往的具体对象之间有什么关系呢？如果你参与社会交往的主要动机是获取知识，那你可能会选择去结交新朋友，参加一些新的社交活动。因为新的社交活动可能会给你的社交生活带来一些新的东西。但是，新的社交活动也存在着一定的风险，因为那些你不熟悉的人可能会很无聊、很令人讨厌，甚至会伤害或侮辱你的自尊。另外，如果你参加社交活动的主要动机是管理情绪，那你可能更喜欢和熟悉的人交往，这样你不仅可以享受到交流的愉快，甚至还可以提高自己的自尊。在社会情绪选择理论看来，有时，老年人社交活动的减少实际上是一种适应性的终生选择过程：老年人更喜欢和熟悉的人交往，并借助他们保持良好的自我感觉。如此一来，那些重要的以及能够满足情感需求的社交关系在老年期会继续存在，被过滤掉的只是那些表面的迎来送往而已。尽管如此，随着年龄的进一步增长，与外向性程度较低的老年人相比，外向性程度较高的老年人所保持的有意义的社交网络的规模可能更大。

一个尚未承担难以推卸的责任的年轻人可能确实会比老人更喜欢与新认识的人交往，但当被要求想象自己要在不久的将来移民到遥远的国外去时，他们往往会选择在离开前的短暂时间里更多地与当地的家人或好友聚会，而不是与新认识的人。在中国香港进行的一项研究也有同样的发现。年轻的亚洲人和年老的亚洲人被要求想象自己要在不久后移民，结果发现，年轻人与老年人一样都选择了在剩下的时间里与熟悉的朋友或家人来往。总而言之，一个人选择的社交对象受他们所感知到的剩下的时间的影响。显然，年龄通常与剩余时间知觉（perceived time left）相关——随着岁月的流逝，我们可能觉得将精力投入到那些自己熟悉、能够给自己带来快乐的社交活动中更明智，不应将剩余的时间用来结识新朋友。

总而言之，认为老年人内向并喜欢独处的观点是错误的，这显然是一个迷思。首先，不是所有的老年人都是如此。有些老年人比其他老人更开朗、更喜欢与人打交道，他们很可能年轻时就是如此。即使搬进了养老机构，那些开朗的老人也很可能会经常参加预定的社交活动。其次，几乎所有的老年人都有一个社交网络，尽管这个网络的绝对规模要比他们年轻时的小。社交网络的缩小可能是那些无法取代或老年人根本不想去替换的社会关系丧失的结果。尽管如此，他们通常会和自己圈子里的人保持密切的关系。

余生如此短暂，为什么还要努力改善自己的生活呢

通常来说，年轻人和中年人都害怕变老，所以他们认为那些进入老年的人会抑郁也就不足为奇了。但是，并没有证据支持这一看法。是的，老年人很可能会体验到丧失：失去亲爱的人、失去某种程度的独立能力、再也不能做自己以前喜欢做的事。但正如我们之前所讨论的，在变老的道路上，未必会有巨大的人格改变在等着我们。生活的环境可能会改变，但我们自己并不一定就会有明显的变

化。不过，人格的某些重要方面具有稳定性并不意味着老年人就会“故步自封”。有些人可能从小就习惯了某种生活方式，并且一直如此，然而，与其他年龄段的人一样，许多老年人也认为未来充满了可能性。这就是为什么心理治疗对老年人和年轻人来说都是一个有价值的选择：它可以让我们在未来变得更好。

迷思 22：老年人放弃了所有的希望与梦想

对未来没有希望与梦想意味着对未来没有积极的期待，甚至是对未来根本就没有憧憬。但在讨论老年人是否还有希望与梦想之前，让我们先来看看社会科学研究者在人们如何看待自己的问题上都有哪些发现。

社会科学研究者用“自我概念”一词来指代人们对自己的看法，或认为自己是什么样的人。尽管人格特质在时间上具有相对稳定性，但是随着人们进入老年，看到自己身上所出现的变化，他们能够并且确实会修正自己的自我概念。自我概念不仅是指个体对自己的总体认识，还包括其他许多组成部分（自我图式），这些部分与身体能力、外表、认知/智力能力、创造能力、社会角色和社会能力等不同领域相关。例如，一个人可能有这样的自我图式，即认为自己擅长弹奏乐器、逗人发笑，但却不擅长运动。在整个成年期，他们可能会对自己的自我图式进行重新评价甚至是修正，并对构成自我概念的各个自我图式的相对重要性进行调整，以实现对自己相对准确的认识。

可以肯定地说，当我们回忆过去的自己时，肯定会使用各种各样的自我图式（例如，我年轻时是一名优秀的运动员）。对于现在的自己，我们也会有各种图式（例如，作为一名运动员，我比大多数同龄人都优秀）。此外，对于觉得自己将来会成为什么样的人，我们也会有相应的图式（例如，我将来可能不会像现在这样擅长运动，但只要有可能，我会继续做一个活跃的人，所以我可能会成为一个比你优秀的运动员）。这些指向未来的自我图式被称为“可能自我”（possible selves），包括我们希望自己成为什么样的人，即“希望自我”（hoped-for selves），以及我们害怕自己将来会成为的人，即“畏惧性自我”（feared selves）。

那么，老年人的可能自我呢？当未来貌似所剩无几时，可能自我会消失吗？史密斯和弗洛伊德（Freund）对一项长达四年的访谈记录进行了研究，在这些访谈中，70~103 岁的老年人表达了他们对未来的希望与担心。结果发现，即使是年龄最大的老年人也表现出了动态的可能自我——在这四年中，既有增加的图式，也有被舍弃的图式。不过，与年轻人的可能自我不同，在 60 岁以上老年人的图式中，与职业和事业有关的较少，更多地与健康、身体功能以及休闲活动有关。对于老年人来说，“希望性可能自我”（hoped-for possible self）也许是“独立自我”（independent self）和“健康自我”（healthy self）；“畏惧性可能自我”（feared possible self）可能是“依赖自我”（dependent self）或“不健康自我”（unhealthy self）。

可能自我能够促使个体去做那些他们觉得能够使自己更接近目标的事情，但需要再次提醒的是，可能自我不仅包括人们想要成为的人，还包括他们害怕自己成为的人。例如，作为一个年轻人或中年人，你可能希望自己成功、富有，有人爱，因此，你可能去做一些你认为能够使你有机会实现这些目标的事情。你也许有一个特定的希望，如想成为一名知名的厨师，那么在这种情况下，你可能会花大量的时间去练习你的技能。为了实现这个目标，你甚至可能会花钱、花时间去厨师学校参加培训。至于畏惧性可能自我，你可能害怕成为一个无家可归的、无能的人，孤苦伶仃，在这种情况下，你很可能去做一些能够尽量减少这种可能性的事情。

在可能自我方面，老年人与其他年龄的人并没有什么不同——他们也会对自己的可能自我进行设想。老年人也希望成功，不过这种希望更多与保持健康、独立生活的能力，或能够继续参与某些有趣的具体活动有关。再次说明，希望能够引发行动。比如，一个希望通过继续开车来实现继续独立的老人可能会参加老年驾驶课程来维持自己的驾驶技能（同时可以降低保险费率）。为了保持身体的灵活性，他们可能会报名参加健身班；为了维持认知技能和 / 或社交网络，他们可能会玩宾果游戏或国际象棋。通过努力实现这些希望，他们能够最大限度地避免畏惧性可能自我的出现。

总之，我们能说老年人对未来没有希望或梦想吗？当然不能！如果他们没有希望和梦想，那么他们的意识中怎么会有可能自我呢？又为什么会采取一些认为有助于自己实现希望性可能自我、避免畏惧性可能自我出现的行为呢？我们不得不相信老年人与其他人一样，也能够意识到未来正在到来——他们将会看着它，并且希望它能够变得更好。

迷思 23：老年人顽固不化

我们经常看到或听说老年人“顽固不化”。例如，在一个专为即将成为老年人护理者的人服务的网站上，我们发现了以下给计划搬回去与父母同住的成年子女的建议：

> 在家庭管理中，你愿意甘当“副手”吗？这是他们的家，而不是你的。随着时间的流逝，许多老年人变得越来越固执己见。如果为了防止他们摔倒而挪动桌子都会导致一场“战争”，那你觉得在涉及重大决策时会发生什么呢？你们会有平等的发言权吗？

甚至是给专业人士的建议也反映了这一迷思的存在。美国心理学会的《老年人心理实践指南》(*Guidelines for Psychological Practice with Older Adults*) 提醒那些提供心理服务的人要意识到负面刻板印象的不准确性，如“老年人是僵化而固执的”。显然，这项建议的提出者认为，就连一些专业人士也持有“老年人顽固不化”的刻板印象。

让我们从麦克雷和科斯塔的人格五因素模型开始探讨这一迷

思，这一人格理论我们在迷思 17 中已经介绍过。在该理论中，与本迷思直接相关的人格因素是开放性因素。开放性因素得分高意味着个体拥有以下一些特质，比如对幻想开放（如有着丰富的想象力）、对美学开放（如能够欣赏艺术与美丽的事物）、对行为开放（即乐于尝试新鲜事物，乐于接受多样化）、对观念保持开放（如重视新知识、拥有好奇心、兴趣广泛）。根据人格五因素模型，我们知道在个体的一生中，这些特质不会发生很大的改变；如果是这样的话，那么从整体上来说，老年人对新经验的开放程度并不比年轻人低。

然而，重要的是要考虑到，在进入老年期后，个体所拥有的选择机会可能会变少，即走上一条全新道路的机会可能会减少。责任的增加、就业机会的减少，以及对长期关系的忠诚都可能限制现有的选择。因此，就像外向性一样，一旦人们不再年轻，对新经验的开放性也会表现出一定程度的下降。

如果“顽固不化”的意思是指不愿意尝试新鲜事物，那么肯定有相当多的证据表明老年人的情况正好与此相反。许多美国老年人充分享受着美国退休人员协会和其他组织所赞助的各种国内的和国际的旅游机会。此外，老年人对诸如马路学者[①]（Road Scholar）等组织资助的教育项目也有着很高的需求。仅在 2010 年，就有近 10

① 马路学者是美国一家主要为老年人提供游学机会的非营利性组织，成立于 1975 年。——译者注

万老年人参加了马路学者项目。该组织进行了一项调查，结果发现有 90% 的调查对象说他们学到了一些新的东西；85% 的人报告说他们遇到了有趣的同伴；45% 的人说他们因自己的项目经历而焕发了活力；25% 的人迈出了他们的舒适区；20% 的人对世界的看法发生了变化；还有 15% 的人实现了一生的梦想。奥舍终生学习学院（Osher Lifelong Learning Institutes, OLLI）也为老年人提供了一些课程，使这些老年人在工作了多年以后，终于有时间满足他们学习新事物和结识新朋友的好奇心。

当人们觉得老年人“顽固不化”时，他们可能想到的是老年人喜欢采用他们习惯的方法去解决问题。这可能意味着他们希望事情“就照老办法去办”就好。从根本上来说，对新经验的开放性可能不会带来多大改变，但如果按老办法来，生活也许会更加简单。毕竟，对新经验开放并不意味着要经历翻天覆地的混乱。当体力日渐衰退、孙辈们都回到他们自己的家后，把房子重新整理好可能是一种解脱。在外出旅游观光或参观回到家后，发现自己最喜欢的香皂和洗发水也都在原来的位置，也会让人觉得很舒心。这能够节约精力，尽管看起来似乎是在抗拒改变。同样，在用同样的方法做了很多年的炖肉后，尤其是发现大家似乎都很喜欢吃时，许多人可能就不会再有兴趣尝试新方法了。毕竟，身上不痒痒，为什么要挠它呢？坚持去某家自己喜欢的餐厅也是同样的道理。尤其是当预算紧张时，一顿令人满意的饭菜相对于在一家新餐馆里可能吃到的难吃食物，明显更有吸引力。此外，重要的是，要考虑到老年人以某种方式做事的时间可能比年轻人和中年人要长得多。因此，换一种新方法可能意味着彻底改变那些长久以来的偏好或做事方式。

那么所谓的“耳根子软”呢？严格来说，固执己见的人应该很难被说服。与人们所认为的不同，伊顿（Eaton）等人发现，老年人实际上比中年人更容易被说服。这一发现与老年人顽固不化的观点背道而驰。顽固不化的另一原因可能在于态度强度（attitude strength）。态度强度指的是态度的影响程度以及持续时间。强硬的态度可以被看作个体顽固不化的一个标志。即便如此，伊顿等人也发现态度强度在中年期最高，对态度改变的抵制也是如此。他们认为社会角色也许可以在一定程度上解释这种现象。中年人在工作中和社会上都占据着重要的位置，人到中年需要做很多决定，他们在对社会规范的界定上也具有很大的影响力。作为“掌权”的人，人们期望他们能坚定地坚持自己的观点。伊顿等人指出，与下属相比，管理者更应该具有明确的意见。人们宁可他们固执，也不希望他们立场不坚定。同样，人们也喜欢看到那些掌权的人所展现出的坚毅。人们也被鼓动去投票反对那些在议题上摇摆不定的政客：“要么反对，要么支持。”

在我们结束对“老年人顽固不化”这一迷思的讨论之前，我们必须考虑以下事实：对于那些在老年期越来越频繁发生的事情以及生活中的重大变化，我们通常需要改变看法。退休意味着日常生活的重大改变，并且个体很可能还需要建立新的身份认同；而丧偶意味着生活发生了根本性的改变，特别是在与伴侣共同生活了几十年之后；亲朋好友的失去，不管是因为死亡，还是因为他们搬家或自己搬去了新的地方，都意味着老年人的社交网络发生了巨大的转变。最后，健康问题也要求老年人对自己的生活方式做出重大调整（如在饮食和活动量上做出必要改变）。如果老年人真的顽固不化，那他们怎么可能应付得了这些所需的改变呢？在那些需要采用新的思维方式和生活方式去适应的重大生活事件上，可能老年人才是顶尖好手！

迷思 24：变老令人沮丧，难怪老年人要比年轻人抑郁

“抑郁”是一个被从多种意义上广泛使用的词。外行人倾向于随意地使用它来指代从轻微的心情不好到有自杀想法的各种状态。在一项涉及 26 个国家的研究中，3323 名被试都认为老年人要比其他年龄群体的人抑郁。很明显，人们普遍认为老年人很抑郁。

当心理健康专家使用这个术语时，他们会将重度抑郁与其他抑郁状态区分开来。重度抑郁会妨碍一个人的正常生活能力，患有这种疾病的个体不能像以往那样正常地工作、学习、睡觉、吃饭，也无法从以前喜欢的活动中获得乐趣。不过，绝大多数人的抑郁症状都没有那么严重，尽管它们会对生活质量产生一些负面影响，但不会使人丧失正常生活的能力。

根据美国疾病控制与预防中心 2010 年的统计数据，在任何

特定时刻，美国都有 4.1% 的人口患有重度抑郁，有 5.1% 的人处于其他抑郁状态。然而，针对 65 岁以上人群的统计数据却低于这一数字，分别为 2.1% 和 4.8%。18~24 岁的人群是其他抑郁状态发病率最高的人群，而 45~64 岁是重度抑郁发病率最高的年龄段。

默哈塔巴伊（Mojtabai）和奥尔森（Olfson）连续 12 个月（而不是在某一具体时间点）考察了近 1000 名 50 岁及以上的社区居民的重度抑郁患病率。这些人是美国国家老龄化研究所（National Institute on Aging）赞助的美国健康与退休研究项目（the U.S. Health and Retirement Study）的一部分被试。结果发现，在这些人中，重度抑郁的患病率随着年龄的增长而下降：50~54 岁的患病率为 9.2%，55~59 岁为 7.7%，60~64 岁为 5.6%，65 岁以上为 4.0%。这些数据略高于美国疾病控制与预防中心的估计，但这可能是因为这项研究持续了一年，一年中对抑郁症的诊断要比某个具体时间点要多。此外，不同的诊断方式也会影响对患病率的估计。无论如何，50 岁及以上的社区居民的重度抑郁发病率都表现出了下降的趋势。

我们承认，老年人并不像我们认为的那样抑郁是令人惊讶的。与年轻人相比，老年人的生活似乎含有更多令人沮丧的元素。甚至研究人员也为之感到奇怪：默哈塔巴伊和奥尔森指出，“从个体丧失的角度来看，身体疾病和机体失能通常都出现在年长者身上，但令人惊讶的是，重度抑郁并没有随着年龄的增加而增加，相反却在下降”。这些研究者还发现，一些与重度抑郁有关的因素（与抑郁症同时出现，但不能说是导致抑郁产生的因素）在不同的年龄群体中是基本相似的，这些因素包括：女性、受教育程度较低、失业、分居、丧偶或离婚，以及收入较低。

如此看来，很容易就能打破“老年人比年轻人更抑郁”这一迷思，至少对那些居住在社区中的老年人来说是如此。但对于那些住在护理机构或养老院的人来说，情况也是如此吗？2006 年，沃森（Watson）等人在美国马里兰州中部地区随机选取了 22 家大型与小型护理机构，对其中的 196 名老人进行了研究。这些人的平均年龄为 86 岁，大多数人在 80 岁以上。结果发现，这一样本的抑郁比例相当高：有 24% 的老人患有抑郁症，其中 8% 的人有重度抑郁。遗憾的是，其中只有 43% 的人在接受治疗。抑郁的人在日常生活上更需要他人的帮助，比如洗澡、穿衣与吃饭。当然，现在还不能说这种“生活不能自理”到底是抑郁症的起因还是结果。不过研究者们指出，有人认为这两者是互为因果的。

那么养老院的情况又如何呢？2007 年，莱文（Levin）等人对美国俄亥俄州 921 家养老院（共 76 735 人）的抑郁记录进行了研究。结果发现，这些人中有 48% 的人是主动求诊的。与刚刚讨论过的护理机构样本一样，这些人也没有得到充分的治疗——有 23% 的人根本就没有接受过治疗。情况可能比听起来的更糟：处于弱势地位的养老院人口，如非裔美国人，以及在身体和认知方面存在障碍的人，更不可能前去求诊，就更不用说治疗了。因此，除非俄亥俄州是一个特例，否则养老院就是抑郁症老人的集中地。

总而言之，抑郁症在社区老年人中的发病率并不高（顺便说一下，他们占老年群体的绝大多数），甚至可能还要低于年轻人。因此，变老本身与抑郁并没有什么关系。但不幸的是，那些住在护理机构以及养老院的老人却是例外。最可能的原因也许是，他们一开始就是因为身体上和认知上的障碍而不得不住进护理机构和养老院的，这样一来他们就有了更多的理由去抑郁。

迷思 25：心理治疗不会给老年人带来什么好处

当人们想到心理治疗时，为什么他们不会马上就把老年人当成主要客户呢？毕竟，老年人确实有许多适合接受心理治疗的问题——丧失、伤心事，以及对新的生活环境和身体变化的适应，等等。然而，有一种迷思认为心理治疗不会给老年人带来什么好处。其实，在这个迷思背后潜藏着一种观念，那就是老年人太死板、太顽固不化，根本就不想去改变。然而，正如我们在迷思 23 中所讨论的“老年人顽固不化”一样，没有什么理由认为老年人比其他年龄段的人更不愿意改变。这个迷思的另一个方面是认为心理健康服务是一种有限的资源，应该用于那些更年轻的人，因为他们将有更多的时间从中受益。

但是，心理健康服务真的是一种有限的资源吗？事实上，现在临床心理学家或其他心理健康专家已经不再缺乏，因此，这方面的资源不再像过去那样有限了。心理健康领域的职业非常受欢迎，许多大学都开设了这方面的研究生项目或扩展了已有的课程。每年都有大批学生获得临床社会工作、咨询和临床心理学的硕士和博士学位。这些新晋的专业人士正准备进入这一领域，但他们却在争抢那些为数很少的工作机会，特别是为年轻人服务的岗位。与此同时，越来越多的人开始意识到美国人口的老龄化，如此一来，心理健康从业者将不得不调整自己的看法，确定谁才是真正需要服务的人。

心理健康专家，如心理学家、咨询师和精神病学家，都可以选择与老年人打交道的工作。有一些工作坊和培训项目可以帮助在这方面经验不足的心理健康从业者提升为老年人服务的能力。对 65 岁及以上的老人来说，老年医疗保险是健康保险的主要来源，也是促使他们更愿意接受心理健康服务，以及心理健康领域从业者更愿意处理老年人问题的重要因素，如今心理健康服务费用的报销范围也比以前大了很多。

研究老年领域的专家一直在努力宣传老年人对心理健康服务的需求。2012 年，卡莱尔（Karel）等人的研究发现，在 65 岁及以上的老年人中，包括居住在社区和养老院等机构的老人，大约有五分之一符合精神障碍的诊断标准，包括情绪障碍和认知障碍。也许会让一些人吃惊的是，这一数字在年轻人中也基本如此。虽然符合精神障碍标准的人口比例随年龄变化不大，但不同的精神障碍在不同年龄段的发病率是不一样的，认知障碍如痴呆症（第 2 章已经讨论过了）在老年人中有着更高的发病率。因此，如果治疗师的工作对象是老年人的话，那他们很可能需要接受专门的培训。

平心而论，老年人在心理健康方面受到的关注要少于其他年龄段的人，这不仅仅是因为心理健康机构的态度，还有其他方面的原因。老年人在思想上还不习惯接受或寻求心理治疗。不幸的是，在有些老人的记忆中，他们所认识的某个人曾被关进了“疯人院”，他们不希望自己也被关进去。老一辈的许多人认为只有“疯子”才需要治疗，或觉得治疗是一种软弱或可耻的表现。在那些年龄很大的人看来，把自己的问题告诉一个陌生人是不光彩的，更何况还要付钱给那个人，这完全就是浪费！

多亏了教育与广泛的宣传，现在进入老年期的人才能意识到治疗的好处。在不久的将来，有关“疯人院”的想法将不再是人们提到心理健康工作者和心理治疗时的第一反应，而且婴儿潮世代也不会再认为把自己的问题告诉心理健康专家而不仅仅是朋友是一件浪费或令人尴尬的事。

2013 年发表在《纽约时报》上的一篇文章充分说明了老年人在治疗态度上的转变。这篇文章讲述了一位 83 岁的退休男子，他并没有抑郁症的临床症状，但觉得自己有“情绪问题”，希望与治疗师探讨这个问题。多年来，他一直遭受着偏头痛的折磨，并且经历了第一任妻子的突然去世和多年商业伙伴的去世。他年轻时从未考虑过寻求心理帮助，但现在，在进入老年期后，他发现自己与一位临床精神病学教授每月一次的会面极大地改善了自己与现任妻子以及成年子女和孙辈的关系。他声称自己唯一的遗憾就是没有早点去寻求心理咨询。这个案例清楚地表明了导致人们产生这一迷思的另一个原因，即认为治疗对老年人来说是一种浪费，这是多么地短视！老年人通常也是家庭系统的成员，虽然他们不一定会与所有家庭成员住在一起，但他们的健康状况（比如身体、认知和情绪健康），却实实在在会对其他家庭成员产生影响。简而言之，治疗永远都不会太晚，这不仅仅对老年人有益，而且对老人社交网络中的其他许多人来说也有益。

那么老年人的哪些问题需要心理健康专家的治疗呢？老年人可能会面临一些过去没有解决的问题，在这种情况下，回忆疗法（reminiscence therapy）也许是一种较为有效的干预手段。回忆疗法是一种鼓励老年人对过往经历进行回顾，并对经历的各个方面进行重新评估和整合的治疗方法。如果由受过专业训练的治疗师来进行指导，那么整个过程将能够有效地缓解那些居住在社区和养老院的老人的抑郁与悲伤情绪。除了过去未解决的问题，老年人还可能面临一些直接的压力源，如健康问题、配偶照料、经济问题、亲人丧失，以及不得不适应新的生活安排。在这种情况下，准确设计的疗法能够非常有效地帮助他们应对这些似乎令人难以招架的情况。

在前面，我们讨论了“变老令人沮丧：难怪老年人比年轻人抑郁”这一迷思。正如我们之前所解释的那样，虽然老年人并不比年轻人更容易抑郁，但抑郁症确实可能是影响所有成年人最常见的疾病。这种情绪障碍是可以进行药物治疗的，尽管这些药物可能会有副作用，特别是对那些还有其他健康问题的老年人，他们原本要吃的药已经够多了，如果再增加种类的话可能效果并不好。心理治疗无论是单独使用还是与抗抑郁药物联合使用，都是非常有益的。认知行为疗法（cognitive behavior therapy, CBT）能够有效地缓解那些不能或不愿意服用抗抑郁药物，但又必须处理压力性情境的人的抑郁症状，包括重度抑郁。

库吉珀斯（Cuijpers）等人比较了心理治疗干预对患有轻度到中度抑郁症的年轻人与老年人的治疗效果。在查阅文献的过程中，他们发现有 112 项（其中有 20 项是针对老年人的）研究对已接受了心理治疗的人群与尚未接受治疗的控制组进行了比较。总的来说，心理治疗对老年人的效果与对年轻人的效果并没有什么差别。然而，这些研究的被试很少有超过 70 岁的，因此库吉珀斯等人无法确定心理治疗对那些更年长的人是否同样有效。

我们经常听到体育锻炼对改善情绪的好处。难道老年人不可以不去做昂贵且耗时的治疗，而是去积极地锻炼吗？平夸特

（Pinquart）等人对 57 项研究的结果进行了元分析，这些研究考察了心理治疗对老年抑郁症患者的效果。他们发现，总的来说，认知行为疗法和其他非药物治疗在缓解症状方面的效果优于单纯的体育锻炼，尤其是对于轻度抑郁症患者。他们得出的结论是，心理干预对 60~80 岁的老年人似乎与对年轻人一样有效。

尽管越来越多的证据表明心理治疗对抑郁症很有帮助，但现实中它并没有被经常使用。魏（Wei）等人分析了从 1992 年到 1999 年抑郁症老人的医疗保险赔付资料。他们发现，大部分赔付都是关于抗抑郁药的，只有 25% 的赔付中包含了心理治疗。此外，正如我们在迷思 24 中所指出的，那些居住在护理机构和养老院中的大部分老人的抑郁症都没有得到充分的治疗。

在老年人关于心理健康方面的医疗保险赔付申请中，另一个占很大部分的是焦虑症状与焦虑障碍。有时（虽然并非总是），焦虑还会伴随着抑郁出现（也就是说，同时存在焦虑与抑郁），但在某些情况下，焦虑要比晚年抑郁症出现得早。根据艾尔斯（Ayers）等人的研究，约有 10% 的社区老年人患有可诊断的焦虑障碍（diagnosable anxiety disorders），如果算上那些有焦虑症状但并没有进行明确诊断的焦虑障碍患者，这一比例可能会高达 20%。在患有身体疾病的老年人中，这一比例可能还会上升。焦虑不仅会对个体的总体幸福感产生负面影响，还会对他们的身体健康甚至日常生活的功能产生不良影响（如导致产生冠心病）。此外，患有焦虑症的人还经常过度使用医疗服务。

不幸的是，仅通过药物来治疗焦虑的情况并不少见，而这可能会带来负面影响——对认知功能和生理功能的负面影响，比如导致人们跌倒。因此，重要的是要确定是否有证据表明心理治疗能够有效地减轻焦虑，并且没有这些不良的副作用，同时教会老年人掌握那些他们可以在日常生活中使用的技能。虽然在已发表的研究中，对老年焦虑的研究要少于对老年抑郁的研究，但艾尔斯等人还是找到了 17 项关于几种类型的心理治疗对老年人焦虑的有效性的研究。这些研究的结果表明，放松训练与认知行为疗法对焦虑症的治疗特别有帮助。

显然，在对老年人进行治疗时必须考虑到他们的需要和能力。例如，对于那些处于阿尔茨海默病早期阶段的老年人，个体咨询可以帮助他们缓解焦虑、抑郁和悲伤。团体治疗也可能是有益的——在训练有素的心理健康专家的指导下，老年人可以在讨论中分享共同面临的问题以及各自付出的努力。然而，就阿尔茨海默病而言，如果老年人的症状已经过了早期阶段，那就可能无法从那些需要进行大量认知处理的治疗方式（比如认知行为疗法）中获益。此时，行为疗法可能会比较适用，也更加有效。行为疗法是指通过控制环境中的线索，在个体表现出某些他们被希望掌握的行为（如吃饭、上厕所）后，对其进行积极的强化，从而使他们慢慢学会这些行为。

总之，我们有充分的理由相信，为老年人提供心理治疗是对资源的一种明智利用。治疗不仅可以有效地帮助他们在不承受药物副作用的情况下提高生活质量，而且还有额外的好处——当老年人的情况得到改善时，他们的家人和他们社交网络中其他人的生活通常也能够得到改善。

Great Myths of Aging

第 4 章
有关晚年生活的迷思

变老就意味着有更多机会去享受家庭的天伦之乐

作家路易莎·梅·奥尔科特（Louisa May Alcott）[①]说，每个家庭都需要一位祖母，她这么说对吗？幽默作家山姆·列文森（Sam Levenson）[②]认为，祖辈和孙辈能够和谐相处是因为他们有共同的

① 美国女作家，代表作《小妇人》（*Little Women*）是美国文学经典著作，至今仍是广受美国儿童欢迎的故事读本。——译者注

② 美国喜剧演员、作家、电视主持人和记者。——译者注

敌人，这种观点你又怎么看？我们并不打算去探究人们对孙辈的看法，但在对祖辈的认识上，我们确实有一些令人惊讶的发现，那就是人们普遍认为祖父母最喜欢的事莫过于把所有的时间都花在孙辈身上，他们对这些孙辈有着同样程度且盲目的喜爱。在谈到老年人的生活情境时，我们也将对“代际和睦”这个老掉牙的话题进行讨论。最后，我们还将考察在老年人的手足之情上，“血浓于水”的说法是否成立。某位不知名的作家曾说过：“我笑是因为你是我的兄弟，我大笑是因为你对此无能为力！”对此你怎么看？

迷思 26：老年人喜欢与子女和孙辈住在一起，而不愿独居

不少人认为老年人不愿意独自生活，他们只要有机会就与成年子女和孙辈住在一起。这种观点暗示老年人会觉得寂寞，除非与其他家人住在同一屋檐下，否则就觉得自己的生活不完整。历史上，几代人住在一起并不罕见。19 世纪中期，70% 的老年人是与成年子女住在一起的。在许多情况下，多代同堂的大家庭组成了一个经济单位，比如经营家庭农场。在始于 1929 年的大萧条时期，许多城市家庭就是因为经济需要而不得不几代人共同生活在同一个屋檐下。

在美国，与许多年前相比，如今还居住在同一屋檐下的多代同堂的大家庭越来越少了。截至 2008 年，只有 16.1% 的美国人还生活在至少有两代成年人的家庭中。然而，仍然存在一种迷思，即对

老年人来说，这样的生活方式才是理想的，那些独自生活的老年人是被他们的家人孤立和抛弃了的。这一迷思在涉及老年女性时尤为普遍，认为若非如此她们将不会独自生活。

杰出的老年学家伊瑟儿·沙纳斯（Ethyl Shanas）进行了一项调查，以了解老年人实际上更喜欢什么样的生活安排。她的研究结果非常明确：大多数老年人并不希望与成年子女和孙辈同住；相反，只要身体和经济条件允许，他们更希望过自己的生活。但尽管如此，他们还是很想与成年子女和孙辈保持联系。不与晚辈住在同一个屋檐下并没有让他们觉得自己受到了忽视，也就是说，共同生活并不是情感纽带的必需条件。在接受调查的老年人中，有超过一半的老年人至少与一名成年子女生活的距离不超过 10 分钟车程，许多人在被调查前一周探望过一名成年子女，并且经常与子女通电话。沙纳斯认为，这些老年人表达了对“远距离亲密”的渴望。

沙纳斯认为，可以将美国当时占主导地位的家庭结构称为“变式大家庭”（modified extended family），它由一个广泛的亲缘关系网络组成，其中包括祖父母、父母、孙辈、兄弟姐妹，甚至还包括侄子、侄女，以及其他血亲或姻亲。变式大家庭的成员会经常联系，即使他们没有在同一个地方工作或生活，也会相互支持。如今，老年人与他们的子女、孙辈和其他亲属之间的物理距离完全有可能变得更远，但是长途电话的通话费用也比以前低了很多，而且像

Skype 之类的通讯方式也是一应俱全。这些通信方式使得不在同一个城市，甚至不在同一个州生活的家庭成员也能很容易地保持远距离亲密。

即便如此，我们也不得不考虑一下那些可能会削弱沙纳斯关于“远距离亲密”的结论的因素。首先，美国的某些族群仍然保持着老年人与成年子女同住的传统（见表 4–1）。其次，经济因素发挥了重要作用——老年人可能缺乏足够的经济条件去支撑独自的生活，或在生活无法完全自理的时候住进昂贵的护理机构。在这些情况下，老年人可能并没有什么选择，只能搬去和某个成年子女同住。此外，随着近年来就业市场的不景气，许多成年子女由于经济困难而不得不选择继续与父母住在一起，还有些已经独立成家的人可能因为失业或离婚而被迫搬回去与年老的父母同住。

表 4–1　各族群在多代同堂家庭上的分布情况

族群	百分比（%）
西班牙裔	22
黑人	23
亚裔	25
白人	13

资料来源：改编自皮尤研究中心的资料（Pew Research Center, 2010）。

在发表于《美国退休人员协会公报》上的一篇文章中，艾布拉姆斯（Abrahms）介绍了一种出现在美国的发展趋势，即三代人同住一个屋檐下，艾布拉姆斯将其称为“多代同堂住户”。他引用了皮尤研究中心 2011 年的统计数据（该数据建立在美国人口普查局资料的基础上），指出目前在美国有 5100 万人（占总人口的 16.7%）生活在至少有两代成年人的家庭中，从 2007 年到 2009 年，多代同堂住户增加了 10.5%。艾布拉姆斯还指出，61% 的 25 岁到 34 岁的美国人不得不搬去与家人或其他亲属同住，因为他们没钱、没工作，也没有其他地方可以住。美国一些最大的住宅建筑商已经注意到了这种增长趋势，并采取了应对措施，推出了包含不止一个主卧套房和 / 或含有可灵活调整空间的户型，如带有可以改造成卧室和浴室的客厅。在某些情况下，成年子女可以与其年迈父母共同出资购买一套“次时代”（nex gen）概念房，这种概念房实际上包含两套房——一套主要房和一套小一点的附属房，这套较小的附属房也有独立的入口、厨房、卧室、起居室和车库。如果几代人打算生活在一起，那么这种安排会很有帮助。不过，艾布拉姆斯也承认，多代同堂的生活并不总是美妙的——这种安排不仅可能会造成家庭摩擦，还可能会给婚姻带来压力。

总的来说，老年人希望与成年子女以及孙辈保持联系，但他们同样也喜欢与朋友共度时光。友情是自愿且没有严格规则的，所以老年人可以选择有共同兴趣的朋友，而不是出于义务而与他们来往。只要与朋友的关系是相互的，老年人就能够在付出的同时得到各种各样的支持，同时，建立友谊网络也有助于他们保持自主感。朋友们可以提供短期的帮助，然而，当老年人开始需要大量的帮助，尤其是当无法做出回报时，他们通常就会求助于家庭成员。这种情况通常发生在那些一开始时独立生活，但后来患上了严重疾病，或在购物、做饭和支付账单等日常生活方面需要大量帮助的老年人身上。如果老年人需要长时间的帮助，那一旦那些曾经帮助过自己的朋友也开始需要帮助时，老年人几乎不可能进行回报。这时，成年子女或其他家庭成员通常会聚到一起，对照顾老年家庭成员的事情做出安排。

有位富有的老太太一直是独自生活的，而她已成年的儿子住在很远的地方。当邻居们注意到这位老太太的认知问题影响了她的日常生活时，他们通知了她的儿子。她的儿子雇了一名护工来照看她，陪她去赴约和参加休闲活动，如去餐馆吃饭。并非所有的老年人都有经济条件来做出这种安排；如果不能继续独自生活，有些老人可能就不得不搬去与成年子女或其他亲属同住。当老年人没有足够的经济条件支付去护理机构的费用时，这种情况就更可能发生。

总之，除了那些有多代同堂居住传统的文化族群，很多老年人还是希望尽可能地独自生活。但是，这绝不意味着他们不想跟家庭成员保持联系。

迷思 27：老年人想把所有的时间都花在孙辈身上，他们也从不偏心

我们首先得承认，当第一个孙辈降临的时候，大部分人都是很激动的。事实上，他们通常也会因第二个、第三个，甚至第十个孙

辈的出生而激动不已。他们就像爱自己的孩子一样爱这些新诞生的孙辈。不过，孙辈的出生（与子辈的出生）还是会有一些不同：这预示着新一代的诞生，将增强家庭的凝聚力和家族传承的责任感。然而，尽管祖父母对每个新出生的孙辈都抱有同样的欢喜，但在不同的老年人之间，祖父母的角色却会有很大的差异，他们与每个孙辈的关系也不完全一样。

有许多因素会影响祖父母和孙辈的角色和关系。通常来说，祖父母的年龄与所处的生命阶段就会产生重要的影响。在某些情况下，比起那些已经退休、有更多闲暇时间的祖父母，那些仍然还在全职工作的祖父母就没有太多时间和孙辈在一起。在退了休的祖父母中，那些身体健康的人可能比那些身体不好的人花更多的时间陪伴孙辈；生活在同一地区的祖父母要比住得远的祖父母更多地去看望孙辈。不过我们也知道，有些祖父母每个月都会乘飞机去看望孙辈。也许我们的读者就认识这样一些疼爱孙辈的祖父母，但这并不是常态，也有一些年轻的祖父母有自己的新生儿或年幼的孩子，这就导致他们没有多少时间去照顾他们的孙辈。

祖父母的婚姻状况也会在一定程度上影响他们与孙辈的关系。例如，如果祖父母丧偶或离婚后再婚，那么他们与孙辈在一起的时间可能就更少，与孙辈的关系也不那么亲密。此外，如果老年人的成年子女再婚后组成了混合家庭，那么情况可能就更加复杂，因为除了孙辈，老年人可能还需要将他们的时间和精力分配给继孙。孙辈的年龄也是一个因素。通常来说，祖父母与孙辈的关系在孙辈年纪较小的时候要比长大后亲近。

科夫尼克（Kivnick）和辛克莱（Sinclai）认为存在三种不同形式的祖辈养育风格：疏远型、伙伴型和参与型。疏远型的祖父母是严肃的，与孙辈在感情上比较疏远。这种类型的祖父母大多居住在离孙辈较远的地方，或者忙于工作或自己的兴趣。伙伴型的祖父母可能是当代美国社会中最常见的类型，他们会和孙辈一起玩乐、参与愉快的休闲活动。不过通常来说，他们会避免干涉对孙辈的教导，而是将这些留给孩子的父母。考虑到人们（尤其是欧裔中产阶级的美国母亲）对祖父母主动提出育儿建议的负面态度，这或许是一个明智的策略。在那篇关于多代同堂住户的文章中，阿布拉赫姆斯指出了一个潜在的弊端，那就是当所有人都住在一起的时候，祖父母会被认为会干涉对孙辈的养育。相反，祖父母的建议可能在非裔美国人和亚裔美国人的家庭中更容易被接受，尤其是当住在一起时。参与型的祖父母会花大量的时间与孙辈在一起，在某些情况下，他们还会在孙辈的父母外出工作时全职照顾他们。

由于高离婚率和经济困难，年幼孩子的父母在大多数情况下都要工作，所以他们有时会求助于祖父母来帮忙照顾孩子。在城市中的非裔美国家庭中，祖母往往要负责抚养孙辈，特别是当孙辈的母亲是单亲妈妈的情况下。然而，无论是什么样的种族和经济条件，全职照顾孙辈的祖父母都越来越多。不幸的是，当成年子女因死亡、物质滥用或身心健康问题而无法履行父母的职责时，祖父母可能会充当代理父母的角色。美国社区调查（American Community Survey）2012 年的资料表明，生活在以祖父母为主的家庭中的儿童数量从 2005—2007 年的 460 万上升到了 2008—2010 年的 520 万。这个数字大约占美国儿童总数的 7%。而且，2008—2010 年数据中儿童的年龄还要比之前的稍小一些。

这一趋势如此重要，以至于全美国各地都在开发可供祖父母养育孙辈的创新型住房。例如，总部设在芝加哥的一家非营利性组织就建立了一个老年园区，其中有三种类型的房子：经济适用房、护理性住房和大家庭公寓。园区内安排有社工，附近也开设了课外学习项目，甚至还提供寄养老人的服务，帮助成年子女照顾住进护理机构的父母，而孙辈也能待在那里。

祖父母与所有孙辈的关系不一定都是一样的，而且当孙辈人数众多时，他们对每个孙辈的投入往往会减少。总的来说，与祖父相比，祖母投入的更多，更乐于与孙辈在一起。即便如此，祖辈与孙辈的关系强度在一定程度上还是取决于老一辈和中间一辈（即孙辈父母）的关系。祖父母与姻亲（特别是儿媳）的关系质量似乎在祖辈与孙辈的关系中起着特别重要的作用。

人们通常认为，祖父母对自己所有孙辈的感情都是类似的。很显然，没有哪个祖父母会说自己就喜欢某个孙辈的。但根据孙辈的年龄、性别或出生顺序，确实会存在一些偏好。此外，与宗教信仰不同的孙辈相比，祖父母可能会与那些与他们具有相同宗教信仰，或具备他们认可的个人品质（如高成就）的孙辈更亲近。祖父母可能会觉得某个孙辈在某个积极的方面做得比较好；相反，他们可能认为另一个孙辈的行为很烦人。如果他们觉得孙辈有问题或麻烦，就可能会感到沮丧和无助，并担心孙辈未来的发展。

总的来说，祖辈并不是一个单一的角色。祖父母与孙辈的关系受到很多因素的影响，他们之间的交往也有不同的形式。很多因素都会影响祖辈与某个孙辈的关系，或影响祖辈对不同孙辈的感受。

迷思 28：手足之情在整个人生中都是不变的

通常，人们想当然地认为，手足之情在整个人生中几乎都是保持不变的，但实际情况却非如此。手足之情的本质是什么？随着时间的推移又会发生什么样的变化呢？

关于手足之情，并没有明确的社会规则或正式准则，这可能是由于家庭的形式不一样，以及家庭互动（即家庭成员之间的相互作用）在很多方面都存在着很大的差异。你在成长过程中有几个兄弟姐妹？你有兄弟姐妹吗？你在家排行第几？你是最大的还是最小的，抑或是中间的？你和兄弟姐妹的年龄相差多大？父母对你们所有兄弟姐妹的期望都是一样的吗？还是说他们对某些人的期望更大？或偏爱某些人？

尽管家庭之间存在多样性，但研究人员认为，随着时间的推移，手足之情会表现出一种沙漏效应（hourglass effect）。兄弟姐妹在幼年的成长阶段最为亲近，在成年早期和中年期会逐渐疏远，但在中年后期和老年阶段又会变得亲密起来。

幼年时，兄弟姐妹们通常生活在他们所出生的家庭（即原生家庭）中，这有助于促进关系的亲密。这并不是说兄弟姐妹之间就不会争吵、打架，这些行为实际上还意味着一种由共同的环境所促成的亲密形式。随着兄弟姐妹逐渐长大，他们开始走上不同的人生道路。高中毕业后，一些人会继续上大学，而另一些人则可能直接参加工作。在那些接受高等教育的人中，有的人留在了本地上学，继续住在家里；另一些人则离开家乡，去往新的城市或国家上学。毕业后，他们可能留在他们上学的地方，也可能搬到一个提供就业机会的城市或地区。婚姻是决定人们在哪里生活的另一个因素，有些人为了配偶或其他重要的人而移居到新的地方。也许是因为兄弟姐妹的生活有了不同的方向，所以曾经亲密的手足之情可能不会一直如此。

随着时间的推移，年轻人和中年人通常都在追求需要长时间工作的职业，他们生活的地方可能离兄弟姐妹很远。有些人结婚并组建了自己的家庭，在人生的这个阶段，兄弟姐妹相聚所需的时间和金钱可能会令人望而却步。此外，婚姻不仅意味着拥有一个配偶，还意味着拥有第二个大家庭，因此，留给兄弟姐妹的时间就更少了。所以，兄弟姐妹间在中年时变得疏远就不足为奇了。他们在老年时变得更亲近也有很多原因。首先，他们的孩子很可能已经长大并离开了家，这就给他们留下了更多的时间去与兄弟姐妹团聚。一旦孩子独立，他们就有更多的经济资源去看望远方的兄弟姐妹。而且他们的职业生涯也可能已经达到了顶峰，并开始计划退休。

另一个能拉近兄弟姐妹关系的因素是寡居或离婚。对于那些长期处于婚姻中的兄弟姐妹来说，夫妻关系通常占主导地位，这就给手足间留下的时间更少了，尤其是对那些住得特别远的兄弟姐妹来说。此外，如果某个兄弟姐妹的配偶不讨人喜欢或对其他家族成员不友善，就会极大地妨碍手足之情。但如果这个人后来离婚或丧偶了，那么其与兄弟姐妹之间的亲密关系就可能会恢复。

还有一个因素可能会使兄弟姐妹之间的感情更加亲密，那就是随着年龄的增长，他们的共同成长背景会变得越来越有意义。同时，老一辈的人（如父母或叔叔阿姨等亲戚）可能开始需要某种形式的帮助，这样一来，兄弟姐妹们就必须经常聚在一起商量怎样才能提供最好的必要援助。他们可能会发现，为了照顾年迈的家人，手足间必须要经常联系。对很多人来说，在中年后期或老年初期经常与兄弟姐妹聚在一起共同照顾年迈的父母，会增进手足间的亲密感。然而，如果兄弟姐妹对早年中的家庭矛盾或某些尚未解决的冲突怀有怨恨，那么当他们被迫因照顾年迈的父母而重新聚在一起时，也可能会爆发消极情绪。通常这种情况发生在那些住得离父母最近，并因此肩负了照顾年迈父母责任的人身上。这个人可能会对那些住得较远，在需要的时候没怎么出力出钱的兄弟姐妹感到愤怒。如果某个没有付出的人刚好一直被父母偏爱，那么负责照顾父母的人的怨恨就会特别强烈。

沙漏效应描述了许多手足之情的发展轨迹，但重要的是要认识到，并非所有的手足关系都是同一个模式。戈尔德（Gold）对欧裔美国人和非裔美国人晚年的手足关系进行了研究，并将老年人的手足关系分为五种类型，依据情感亲密度的从高到低，这五种类型分别是亲密型、投缘型、忠诚型、冷漠型和敌对型。总体而言，非裔美国人的兄弟姐妹关系要比欧裔美国人更亲近。此外，如果兄弟姐妹只有两人，而且其中至少一人是女性的话（比如两姐妹，或两姐弟、两兄妹），那他们之间的关系要更为积极；相比之下，两兄弟的亲密程度往往较低。

影响晚年兄弟姐妹关系的一个重要方面在于，当手足遇到压力或危机时，其他人能够提供多大程度的支持。人们对手足的责任没有对夫妻或子女的那样明确，所以这种行为通常被认为更具有自愿性。在分级补偿模型（the hierarchical-compensatory model）看来，每个人的关系都可以分为不同的层级，这一结构决定了他们在需要时会向谁寻求帮助。当处在较高层级的伴侣或成年子女由于死亡、离异或地理距离等原因而无法提供帮助时，老年人可能就会向处在较低层级的兄弟姐妹寻求帮助。这个分级补偿模型可以解释为什么与那些已婚、有成年子女的老年人相比，那些单身、丧偶或无子女的老年人会得到兄弟姐妹的更多支持。

康尼迪斯（Connidis）对 55 岁以上的加拿大人进行了一项调查，结果发现，婚姻状况是决定手足支持的一个重要因素。与已婚的人相比，丧偶的人更有可能在患病或有长期需要时得到兄弟姐妹的支持。同时与已婚的人相比，那些丧偶或离异的人表示自己更有可能会在必要时为兄弟姐妹提供帮助。尽管如此，除非兄弟姐妹之间已经形成了相互支持的关系，会定期互相帮助，否则手足之间的支持通常都是暂时的。

当兄弟姐妹需要帮助的时候，还有什么因素会影响其他人是否提供帮助呢？兄弟姐妹的数量似乎会有一定的影响：当一个人有两个或更多的兄弟姐妹而不是只有一个时，其获得支持的可能性更大。尽管实质性的帮助往往来源于某一个人，但为什么只有一个兄弟姐妹会相对不利，现在还尚不清楚。这可能是因为某个兄弟姐妹所提供的帮助是所有兄弟姐妹积极协商的结果，他们共同决定了由谁来帮助这个有需要的人。除了有两个或两个以上的兄弟姐妹，拥有一个姐姐或妹妹更是一个明显的优势——那些有姐妹的人比起那些只有兄弟的人更有可能认为自己在需要的时候能够得到帮助。这很可能是因为与男性相比，女性更倾向于与原生家庭保持紧密的联系。男性与妻子的原生家庭（包括妻子的兄弟姐妹）的关系可能比与自己的原生家庭更密切。

总之，手足之情在人的一生中并不是一成不变的。随着年龄的增长，早年亲密的手足之情会逐渐变得疏远，但到了中年后期或老年初期，兄弟姐妹之间的关系可能会再度亲密。在理想情况下，当面临要照顾老一辈的情况时，兄弟姐妹之间会变得更加亲近。在不远的将来，老年人的手足之情可能会具有更加重要的作用，因为今时今日的离婚率比过去几十年可高了不少。此外，已婚夫妇生育的孩子也越来越少，所以，兄弟姐妹很可能在将来成为老年人获得亲密关系和支持的一个更重要的来源。

没用的家伙才会退休

老年人是在数着日子等退休，还是他们想一直工作，直到干不动？一旦真的退休，他们是否渴望去一个可以终年打高尔夫的地方？或者更准确地说，他们是否抗拒退休，不愿意为年轻员工腾出地方？有一种观点认为，老年人已经失去了他们的优势，应该退休，但他们害怕自己退休后会变得抑郁，或因为贪婪而犹豫不决。另外，还有很多人认为，老年人只要愿意就能够找到工作，所以在经济困难时期，他们似乎总能挤掉年轻人；相反，有些人则认为退休生活似乎很轻松：有很多经济福利和温暖的天气在前方等着他们。在这里，我们将讨论研究者对老年工作者效能方面的研究，以及与工作场所歧视有关的法律法规。然后，我们将深入探讨与退休有关的种种迷思——谁喜欢退休，谁负担得起退休，以及谁又搬到了阳光地带。

迷思 29：老年员工比不上年轻员工

人们有个常见的迷思，即觉得老年员工比不上年轻员工。就连美国心理学会也建议心理学家要提防“老年人的工作效率低下”这一刻板印象。这一迷思涉及好几个方面的内容。第一个方面是，人们普遍觉得老年员工的能力不如年轻员工（如觉得他们做事很慢，难以学习或使用信息技术）。第二个方面是，人们觉得老年员工不怎么可靠，请假的频率会较高。第三个也是最后一个方面是，人们常常想当然地认为，由于年龄问题，老年员工在组织中的工作时间不会长久。但实际上，我们对老年员工到底了解多少呢？

不同的工作对能力有不同的要求。有些工作需要员工对信息技术有丰富的了解。确实，当今的老年人对信息技术的熟悉程度不如年轻人，很多年轻人可能在上学甚至更早的时候就开始使用信息技术了。尽管如此，早在谷歌家喻户晓之前所开展的一项研究中，安斯利（Ansley）等人就已经证明了老年人对计算机的积极态度，并且他们完全有能力使用计算机。只不过，由于他们不像年轻人那样早已习惯使用计算机，因此在接受培训的时候可能需要更多的时间而已。然而，大多数老年人都愿意并且有能力学习。在接下来的几年中，进入成熟期的人群将拥有更广泛的技术背景和经验——这已经在发生了——所以他们不需要花费太多精力就能适应信息技术方面不断出现的细微变化。

尽管信息技术对某些工作很重要，但并不是所有类型的工作都将其视为首要考虑因素。通常来说，老年人和年轻人一样能干，而且当工作需要社交技巧、智慧以及相关经验（晶体能力）时，老年人甚至更能干，这一点我们之前在迷思 9“年龄越大，头脑越不顶用”中已经详细讨论过。此外，老年人的警觉性也不输年轻人。这也就是说，他们有能力对任务进行监测以便及时发现错误。然而，在需要同时处理多项任务的高度复杂情境中，老年人的准确性可能比年轻人要稍低一些。虽然加工速度可能会随着年龄的增长而下降，但通常可以通过练习和训练来弥补。对于许多工作来说，知识和经验的积累都可以弥补速度的下降。在那些允许员工按顺序处理的任务上（不同于同时处理多个任务），尤其是当准确性比速度更重要时，老年员工肯定不比年轻员工差。

至于“老年员工不可靠”的假设，实际上，老年员工的缺勤率要低于年轻员工。老年员工对工作的投入度往往很高。他们在工作上投入了大量的精力，而且工作满意度也要高于那些更年轻的员工。尤其是在服务行业，他们的满意度似乎特别高。在此，我们有必要考虑一下韬悦国际人力资源研究所（Towers Watson Global Workforce Study）所说的“出勤主义”（presenteeism）——生产力的损失。这指的是一种我们都很熟悉的情况：虽然某个人来上班了，但却不努力工作。这也许比完全不上班要好一些，但其中损失的时间累加起来就很可观了。我们可以推论，由于老年人对工作的高度承诺，对工作角色的大量投入，他们会比更年轻的员工更专注于自己的工作，因此他们的“出勤主义”的程度也要低于年轻员工。这一研究认为，与低投入的员工相比，那些高投入的员工的“出勤主义”程度更低，旷工问题也更少。

现在让我们转向一个很多人都有的观念，即一旦被雇用，老年人在组织中的时间不会像年轻员工那样长。确实，年轻人可能比老年人有更长的职场剩余时间，但他们未必会对某一个老板“从一而终”。年轻员工比老年员工更有可能跳槽，这部分是因为他们正处于寻找“理想”工作的职业生涯阶段。在美国当代的职场文化中，跳槽往往是加薪与晋升的有效途径，这对于年轻员工来说尤其具有吸引力，他们中的许多人正开始组建家庭，需要更高的收入。此外，很多年轻人在刚进入职场时还背负着学生时代的助学贷款，因此，经济上的需求也促使他们去寻找薪水更高的工作。相比之下，老年员工的积极态度和工作满意度意味着他们可能比年轻员工在一家公司待得更久。

总的来说，我们有充分的证据来打破“老年员工比不上年轻员工”的迷思。尽管如此，对老年人的歧视依然存在，对此，我们接下来将讨论“老年人找工作不会有什么困难”的迷思。尽管老年人在注重速度和多任务处理的工作中可能处于劣势，但他们在需要谨慎、准确、知识储备和社交技能的工作中的表现却很出色。

迷思 30：老年人找工作不会有什么困难

多亏了《反年龄歧视就业法案》(*Age Discrimination in Employment Act*, ADEA)，现在明目张胆的年龄歧视比过去少了很多。1967 年，美国第一次颁布的 ADEA 适用于雇员超过 20 人的公司，覆盖了 40~65 岁的劳动者，涵盖了老年员工的雇佣和待遇问题。1978 年修订的该法案涵盖的年龄提高到了 70 岁。1986 年的进一步修订取消了对所保护的劳动者的年龄上限（除了一些例外情况）。

自 ADEA 颁布以来，很少再有招聘广告设置年龄限制，求职面试中也不会再问及年龄。即便如此，但当涉及真正的雇佣时，ADEA 的规定却很难被执行——很难判断老年求职者是否真的与最终被聘请的年轻应聘者一样有能力甚至是更有能力。也有一些职位罕见聘请了老年人，但也仅限于那些被刻板地认为适合老年人的工作。在一项研究中，年轻的商学院学生被要求针对雇用老年人表明自己的态度。其结果是，对于那些在当时被认为适合老年人做的工作（出售邮票或硬币），他们对于雇用老年人持较为积极的态度；相反，对于那些被认为适合年轻人所做的工作（销售 CD），他们对雇用老年人则表现出了较少的积极性。在某些情况下，被认为是专业领域专家的老年人是受欢迎的。例如在学术界，50 多岁甚至 60 多岁的人为了晋升或更高的行政职位而跳槽到新的学院和大学是很正常的，但对于那些在专业领域没能成为专家的老年人来说，就不那么容易被雇用了，尤其是当他们在经济衰退的时候丢了饭碗，正在努力寻找新工作时。事实上，年长的失业者失业的时间要比年轻人长，老年人的平均失业时间长达 56 周，而年轻人的平均失业时间则为 38.5 周。

在处理工作场所对老年员工的不公平待遇时，ADEA 可能在某种程度上更有效。雇主仅仅因为员工的年龄而将其降职或解雇是不合法的，其必须提供证据来证明老年员工的工作记录中存在不足、他们的工作岗位已经过时，或由于预算限制需要解雇老年员工。即便如此，ADEA 还是没能有效地消除那些微妙的年龄歧视，比如不给老年人工作机会或晋升机会。但是，如果老年员工对自己的工作表现保留了详尽的纪录，那么一旦他们认为自己遭到了年龄歧视，就可以提起诉讼来争取自己应得但没有得到的东西。

然而，2009 年，在格罗斯（Gross）起诉 FBL 金融服务公司的案件中，美国最高法院缩小了 ADEA 的一些保护范围。法院裁定：1964 年的《民权法案》（*Civil Rights Act*）的标准并不适用于 ADEA。这意味着，如果年龄只是某个员工被解雇或降职的若干原因之一，那么雇主的行为就是合法的。与其他方面的歧视不同，年龄必须是员工赢得基于年龄的歧视索赔的唯一理由。由于美国最高法院的这一决定，2012 年 3 月，美国参议院曾提出《老年人职场保护法案》（*Protecting Older Workers Against Discrimination in the Workplace Act*），明确了如果雇员表示歧视是决定背后的“激励因素”，那雇主就有责任证明自己的行为是合法的。遗憾的是，该法案没有被通过。后来，该法案在 2013 年 7 月 31 日再次被提出。在本文撰写之时，最高法院 2009 年的判决认为：年龄歧视是唯一具有特殊举证责任的歧视形式；员工若想胜诉，年龄必须是被歧视的唯一原因，而不是若干原因之一。

2012 年，美国退休人员协会对 1000 名年龄在 50 岁及以上的登记选民进行了调查，以确定他们对工作场所年龄歧视的态度，以及对当时悬而不决的《老年人职场保护法案》的态度。结果发现，超过三分之一的受访者表示，他们本人或他们所认识的人在工作场所遭受过年龄歧视。在得到有关 2009 年最高法院案件的简要信息后（该案件使后来的老年员工更难以就年龄歧视向雇主提起诉讼），81% 的受访者认为，国会采取行动来保护老年员工是非常重要的。

总之，ADEA 的存在可能是“职场没有年龄歧视”的迷思存在的原因。但是，招聘中的年龄歧视是很难监测到的，而现实中失业老年人的失业时间也比年轻人要长。此外，大量的以老年人为原告的年龄歧视案件（虽然不一定胜诉），以及许多认为自己或他们所认识的人遭受了年龄歧视的老年人，都证明了很多老年员工没有离职仅仅是因为他们不想而已。

迷思 31：退休令人抑郁，所以老年人的退休都是被迫的

对大多数成年人来说，工作都是生活的必要组成部分。对男性来说尤为如此，因为即使是到了今天，男性也比女性更可能数十年

不间断地工作。按理说，突然放弃工作角色确实需要进行一定程度的适应。一部由小说改编的于 2002 年上映的喜剧电影《关于施密特》（*About Schmidt*）一开场就展示了一个大挂钟，指针指向下午 5 点，这也是演员杰克·尼克尔森（Jack Nicholson）所饰演的角色工作的最后一天。这一幕之后是一场正式而沉闷的退休晚宴，这一情景肯定会加深人们对“退休不是一件好事”的误解。但退休真的是一个创伤性事件吗？老年人真的会在退休时感到抑郁吗？

在 1967 年颁布《反年龄歧视就业法案》（ADEA）之前，法定退休是大多数人必须遵行的规则——到了某个具体的年龄（通常是 65 岁），员工必须退休。1986 年，新修订的 ADEA 所涵盖的年龄范围没有了上限，这就导致法定退休制度对大多数员工来说不再有效。如果老年人希望在 65 岁以后继续工作，那么我们有理由预测，一旦 ADEA 实施，退休者的平均年龄将会提高。然而，退休的平均年龄已经从 1950—1995 年的 67 岁下降到了 1985—1990 年的 63 岁，这表明人们有在更年轻的时候离开有偿劳动力市场的趋势。

不可否认的是，退休年龄的降低会受很多因素的影响，其中一个重要因素就是养老金固定收益计划（Defined Benefit plan, DB）的盛行。养老金固定收益计划通常会向在某家公司或机构工作了一定年限的员工支付退休金（通常以月度支票的形式），直至其去世。一旦员工有资格从雇主那里得到养老金，或者具备在 62

岁时提前享受社会保障福利（虽然会减少）的资格，他们通常就会计划退休。

那么，仍在工作的老年人的比例是多少呢？1985 年，在 65 岁及以上的美国人中，有 15.8% 的人还在从事有偿劳动。而到了 2012 年，65 岁的成年人中有高达 18.5% 的人还在从事有偿劳动。从 1985 年的 15.8% 到 2012 年的 18.5%，表明很多美国人在晚年仍在工作。

有哪些因素会使老年人选择继续工作呢？近年来，为退休员工提供保障退休后生活的养老金固定收益计划的雇主人数急剧下降。如果说有什么不同的话，那就是现在对大部分员工实施的退休计划是各种类型的养老金固定供款计划（Defined Contribution plan, DC），养老金固定供款计划需要员工和雇主都定期缴款，这笔钱会被用来进行投资，且不用支付税费。随着 2008 年的经济衰退，养老金计划的投资遭受了损失，从而导致大部分的养老金固定供款计划的价值缩水。这意味着退休人员在离开有偿工作岗位后原本可以依靠的养老资金池大大缩水。这种经济衰退所带来的总体后果就是许多老年员工不得不推迟退休，他们不得不继续工作来为自己的退休生活做资金储备。而且，工作年限越长也意味着退休后的时间越短，所需花费的退休金也就越少。总而言之，经济因素可能是导致老年人延长工作年限的一个原因。

早些时候，许多公司还会为近 65 岁的员工提供培训课程，以帮助他们培养兴趣爱好来填补退休后的空虚；相比之下，如今为那些即将退休的人所提的建议大多与理财有关（在迷思 32 中，我们将会更深入地讨论财务因素）。然而，除了财务因素之外，“退休令人抑郁”的迷思还可能源于这样一种信念：与工作角色分离是一种会带来负面情绪的创伤性事件，因为在许多人的自我同一性中，工作都扮演着非常重要的角色。

研究退休对情绪的影响的一个理想方法，就是在人们退休之前就开始对其进行追踪研究。当然，要实施这种研究并不容易，不过雷特兹（Reitzes）等人曾经开展了一项为期两年的纵向研究，该研究每六个月测试一次，共测试了 757 名男女员工（年龄从 58~64 岁，其中 83% 的人为欧裔美国人）的自尊和抑郁水平。在研究过程中，有 299 名员工完成了退休过渡，而其他的人则继续全职工作。随着时间的推移，两组人的自尊水平都保持了相对的稳定。此外，与“退休令人抑郁”的迷思相反，退休群体的抑郁得分实际上还下降了。这或许是因为他们从工作压力中得到了一些解脱。

对很多人来说，退休并不是一件突然的事情，虽然看起来如此。艾科特（Ekerdt）等人根据参加 1992 年健康和退休调查的 50 000 多名年龄在 51~61 岁之间的男性和女性的回复，发现与较年轻的受访者相比，样本中年龄较大的人更可能有退休计划。此外，男性（特别是已婚男性）比女性更可能有具体的退休计划和退休日期。

根据阿奇利（Atchley）的研究，人们在退休前可能会经历一个漫长的退休前远期阶段，处于这一阶段的人会对自己退休后想做的事情进行幻想和设想。在这个阶段后是更临近的退休前近期阶段，处于这一阶段的个体可能会制订具体的计划。接下来就是退休后的“蜜月期”，在蜜月期里，刚退休的人会去旅行或者做一些在职时做不了的事情。经过一段时间的蜜月期后，退休者可能会经历一定程度的情绪失落，也就是苦闷期。不过，绝大多数退休者随后都会经历一个重新定位期，此时的他们会努力给退休后的自己寻找一种稳定的生活方式。旅游和某些具体的事情可能仍在议事日程上，但他们却不会再对此有那种狂热的感觉了。阿奇利认为，并非每个退休者都会经历上述的每个阶段，但总的来说，退休是一个随时间推移而逐渐适应的过程。

许多老年人在辛勤工作多年后都盼望着退休，对于那些预期退休后有足够收入的人来说更是如此。这尤其适用于那些一直忙于工作，并知道自己退休后会有一笔丰厚的退休金或已经有了足够积蓄的男性。已婚的老年男性，尤其是那些对婚姻满意度高的人最可能计划好了明确的退休日期。女性不太可能有一个计划好的具体退休日期，这可能是因为她们的工作没有连续性，导致她们没有资格领取退休金，一旦离开工作岗位，养老的钱就不够了，或者她们没有能力攒够养老钱。

那么，人们退休后都会做些什么呢？他们是躺在吊床上，喝着冰饮料来消磨时光吗？有些退休人员会争取继续工作，如教师、律师和医生，即使他们没有从事全职或兼职的工作，通常也会与原来的职业保持着各种联系。

然而，现在许多从全职工作中退休的老年人可能进入了谢幕职业生涯。在 2011 年大都会基金会（Metlife Foundation）与公民企业（Civic Ventures）所开展的一项调查中（结合了电话调查和在线调查），研究者考察了 2300 多名 44~70 岁的美国人的谢幕职业生涯。研究者认为，许多人对工作的感觉会在中年后发生变化，他们可能会寻找一种比他们原来的职业有更深意义的工作。他们希望找到一份可以给自己带来激情、意义感，同时又有薪水的工作。近三分之一的被调查者把自己生命的下一阶段看作一个帮助他人的阶段，但也有些人将生命的下一个阶段看作努力工作，以攒够钱来支付开销与健康保险的阶段。已经处于谢幕职业生涯的受访者计划的平均退休年龄为 69.1 岁，而那些有意进入谢幕职业生涯的人计划的平均退休年龄则为 68.6 岁，都比他们三年前预期的工作时间长了 3.5 年。大多数追求谢幕职业生涯的人（70%）都希望自己能够为后代留下一个更美好的世界。

那些不再从事有偿工作的退休人员常常声称自己比退休之前更忙了。相当一部分老年人在从事志愿工作。也有许多退休人员会帮着照顾孙辈，因为他们的成年子女要全职上班。例如，他们会帮忙接孙辈放学，并一直照顾他们直到其父母下班回来，或者在学校放假的时候帮忙照顾孙辈。可悲的是，越来越多的老年退休人士实际上是因为子女离婚、吸毒等原因而养育孙辈的。然而，科尔基（Korkki）最近发表在《纽约时报》的一篇文章中指出，有些退休人员选择了收养孩子，这可能是因为他们一直想要但却没能生育孩子，或为了填补空巢，如今他们有充分的时间和资源去这么做。

在思考人们退休后会为自己谋求什么样的生活时，我们可以重温一下麦克雷与科斯塔的人格五因素模型。这一理论认为，人格的五个因素及其所包含的特征在成年的各个阶段都具有稳定性。例如，与神经质水平较低的个体相比，神经质水平较高的个体不管是在退休前还是退休后都更可能体验到焦虑以及相关的困扰。那些高外向性的人更可能从事与人打交道的工作，一旦退休，也更可能参与社会活动以及那些能满足同样需求的志愿活动。

在结束对这一迷思的讨论之前，我们应该记住，总有一些人喜欢工作，不想退休。他们喜欢这种每天早上起来，然后去上班的生活模式。这也许是因为这份工作有他们不想放弃的社交网络。如果他们不能继续全职工作，就可能会去找一些返聘工作，这些工作通常都是兼职，有可能类似于他们之前从事的职业，也有可能是一个全新的领域。从全职工作到退休，返聘工作不仅为他们提供了一个逐渐适应的过程，也为他们在社会保障金之外提供了一些额外的收入。如前所述，一些老年人在进入谢幕职业生涯后从事的工作完全不同于他们之前从事了数年甚至几十年的工作。还有些人可能想要退休，但在经济上却无法负担起自己的开销，因此不得不继续工作。

总而言之，没有证据支持“退休会令人抑郁”，或“老年人的退休都是被迫的”这一迷思。那些提前做好退休计划、身体相当健康、财力相当充足的人，通常都会盼望并享受退休后的生活。然而，对于那些因健康状况不佳或裁员而被迫退休的人来说，退休就不是自愿的了，而且很可能会给他们的身体和心理带来负面影响。

迷思 32：退休老人都很富有

2009 年，皮尤研究中心的一项调查发现，当要求 18~64 岁的美国人去展望他们 65 岁以后的生活时，67% 的人表示觉得自己将来的经济状况要好于现在。对于“退休老人都很富有”这一迷思，部分原因可能在于他们有“福利”这一事实。这一迷思的另一方面是指，退休老人的财务状况有所改善，因为他们的开支要少于之前工作的时候。比如，干洗费用比以前少了，而且由于现在有时间做饭，他们还可以节省一些快餐费用。

老年人群体的生活水平好于从前，部分得益于社会保障（于 1935 年实施）和医疗保险（于 1965 年实施）。那些达到一定年龄并工作了一定年限的人，有资格享受终生的社会保障福利（现在年轻一代担心他们将来得不到这些福利）。起初，获得全额社会保障福利金所要求的年龄是 65 岁，但 1983 年通过的《社会保障修正案》

（*Social Security Amendment*）逐渐提高了获得全额社会保障福利金的年龄，从 1938 年以后出生的人开始。根据这一修正案，在 1943 年至 1954 年间出生的人必须年满 66 岁才能享有全额社会保障福利金，在 1959 年以后出生的人必须年满 67 岁才能获得全额社会保障福利金。这种年龄要求的提高解决了人们日益担心的福利金短缺问题，并考虑到了美国老年人健康状况的改善和平均预期寿命的延长。在我撰写本文的过程中，关于是否应再次提高年龄要求的争论还在继续。

毫无疑问，社会保障是老年人口贫困率下降的一个重要因素。在美国，老年人口的贫困率在 1959 年为 35%，2011 年下降到了 8.7%。然而，还有 240 万的老年人或者说 5.8% 的老年人口属于“接近贫困”，这意味着他们的收入低于贫困线水平的 125%。

社会保障从来就没打算百分之百代替工作收入。准确地说，社会保障的目的是为退休的美国老年人提供经济补贴，满足他们最基本的生活需求。即便如此，截至 2010 年，仍然有 86% 的老年人报告称社会保障是他们主要的收入来源。

2011 年，美国男性老年人的收入中位数是 19 929~27 707 美元，女性是 15 362 美元。居住方式是导致贫困的一个重要因素，研究表明，独居老人比与家人同住的老年人更贫穷，两者的贫困率分别为 16.5% 和 5%。就性别而言，36% 的 65 岁以上女性是独居，与之相比，只有 19% 的老年男性是独居；72% 的男性与配偶同住，只有

46% 的女性与配偶生活在一起。因此，老年女性的贫困率（10.7%）高于老年男性（6.2%）就不足为奇了。

医疗保险是另一项年满 65 岁就可享有的津贴。在工作期间，员工需要支付医疗保险税和社会保险税。当他们年满 65 岁时，如果达到了一定的工作年限并支付了一定年限的医疗保险税，就有资格享受医疗保险。医疗保险方案 A（Medicare Part A）是免费的，涵盖了大部分的住院费用、专业护理机构的短期住院费用，以及住院后的短期家庭医护费用。医疗保险方案 B（Medicare Part B）涵盖了大约 80% 的医疗费用，如医药费、化验费、物理治疗费以及部分医疗器材费。医疗保险方案 B 不是免费的，保费基于老年人的各种收入，甚至包括来自免税的政府债券的收入。

近年来，医疗保险制度一直承受着很大的压力，但它也是今时今日老年人贫困率较低的一个重要原因。不过请务必牢记，即使是医疗保险方案 B 所涵盖的服务，也分为公费和自费部分。因此，退休后不再由雇主支付医疗保险的老年人，通常会从私人保险公司购买补充医疗保险，这样医疗保险方案 B 不包含的费用就可以由补充医疗保险来承担。但这些保险可能非常昂贵，并不是所有的退休老人都能负担得起。

有些人错误地认为，医疗保险会支付老年人所需要的养老院费用和护理机构费用。实际上，医疗保险可能包括住院后短期的养老院费用，但不包括护理机构费用或长期住在养老院的费用。长期护理险就经常被推荐用来涵盖这些费用。不过，这种保险的费用非常高昂（一年可能高达数千美元），尤其是当老了之后再购买时，所以，许多美国老年人可能买不起这种保险。

鉴于护理机构的费用和长期住在养老院的费用都很高，那些没有购买长期护理险但现在需要这些服务的人经常不得不故意消耗自己的积蓄，以便有资格获得医疗补助。这样做的原因在于，医疗补助计划是一项需要通过经济状况调查的政府计划（这意味着要获得医疗补助，个人的收入必须低于一定水平，只能拥有有限的积蓄和个人财产），其涵盖了医疗费用，以及长期住在养老院的费用。有些人认为老年人可以把钱和财产分给家人，这样他们就有资格获得医疗补助，从而长期住在养老院了。然而，事实是，一旦老年人申请医疗补助，那么在过去五年中获得过其经济捐赠的人，包括其家庭成员在内，都被要求将财物归还给捐赠者。

除了已经提到的医疗费用之外，处方药（也可能是非处方药）的费用也会随着年龄的增长而增加。近期推出的医疗保险方案 D（Medicare Part D）涵盖了某些处方药的费用，但其并不是免费的。医疗保险方案 D 的保费会根据老年人所选择的具体计划而有所不同，它并不涵盖所有药物，而且所涵盖的药物中有一部分还需要自费。另外，医疗保险或补充医疗计划都不涵盖牙科费用，而且退休人员可购买的牙科保险通常都非常昂贵，且覆盖的范围也很有限。

总的来说，社会保障和医疗保险确实有效地降低了老年人的贫困窣，但它们能让老年人摆脱对自身财务状况的担忧吗？为了维持退休前的生活方式，除了社会保障金外，老年人还需要其他收入。此外，如果老年人不想承担自己负担不起的医疗费用，那他们将不得不购买医疗保险以外的健康保险。

退休后，人们需要花钱的地方会远远少于工作的时候，真的是这样吗？服装和通勤费用确实会有所降低，但人们在退休后的总开销却不太可能减少；事实上，反而有可能增加。如前所述，其中增加最明显就是医疗费用。还有一些退休老人的医疗保险费用也会增加，这是因为原来工作时雇主会为他们的保险提供补贴，在一些情况下，他们在退休后仍可以保留雇主所提供的医疗保险，但一旦离开全职工作，他们就必须为其支付更多的费用。

另一个导致退休后开支增加的方面是旅游、兴趣爱好、礼物和娱乐等活动上的开销，很多老年人在全职工作的时候就梦想着有足够的收入来做这些事情。这些事情可能都属于“非必需品”，但肯定会让休闲变得更有吸引力。然而，当退休老人得知自己必须要大大缩减这些活动的预算才能负担得起食宿、生活必需品、医疗和税费等基本支出时，他们可能会感到惊讶和不快。

如果老年人想维持与工作时差不多的生活水准，那就需要有足以维持整个退休生活的积蓄。关于如何才能最好地确保退休人员不会超支他们的积蓄，有许多财务理念，不幸的是，基于对临近退休者的数据所做的预测表明，大多数人的积蓄与他们近期所需的数额都相差甚远，更不用说未来的几十年了。

许多退休的老年人都指望他们的地产可以为他们在社会保障福利之外提供一些额外收益。他们中的一些人打算将大房子换成小房子，以此获得一些离开工作岗位后的收入。不幸的是，许多退休人员所指望的额外收入，也就是想变卖的大房子，在很多地方都在贬值，而且很难或根本就卖不出去。如果老年人并不打算依靠自己的房屋净值来养老，并且没有贷款而且还能负担起房屋维护费用的话，那他们会继续住在这个房子里，并把房子视为自己晚年的安全居所。美国有些州县会为退休人员提供物业税补贴，这对他们的生活是很有帮助的。尽管房价回升（在某些地区确实已经在回升）对那些打算依靠房屋净值来养老的未来退休人员来说有一定的好处，但这种储蓄手段绝不像以前那般稳妥。

与目前的讨论相关的是迷思 18“老年人都很吝啬”。虽然前面已经探讨过，但在这里有必要重申一下：许多老年人都在为成年子女和孙辈提供经济上的帮助。事实上，许多老年人不仅为失业后没有能力养家糊口的成年子女提供经济帮助，还为他们提供住宿和其他类型的帮助。实际上，老年人向年轻一代提供的帮助，往往比年轻一代为他们提供的帮助要多。这种情况往往会持续到老年人非常年迈的时候，通常是当他们开始出现健康问题，从而很难再为年轻一代提供帮助时。

总而言之，达到规定工作年限的老年人通常有资格获得社会保障和医疗保险。这些补贴为他们提供了经济上的补助，但并不能确保他们退休后的舒适无忧。考虑到近年来的经济动荡，我们现在很少听到退休前培养业余爱好的重要性就不足为奇了；相反，我们听到的更多是如何在工作期间储蓄并在退休后维持它们的策略，以便在退休后维持接近退休前的生活方式，或至少保持财务上的平衡。

迷思 33：老年人退休后想搬到暖和的地方

有一种普遍的迷思是，人们一旦退休，就会成群结队地搬到气候温暖的地方，在阳光下享受他们的余生。在佛罗里达州、亚利桑那州和北卡罗来纳州大量建造的退休社区和公寓为这一迷思提供了“板上钉钉”的证据。在许多地方，拥有多个老年居住单位和开发项目的新社区已经创造了经济的繁荣，这是因为随着退休人口的不断增加，人们对于商店、汽车经销商和所有支持日常生活所需的其他服务的需求也出现了增长。

当然，肯定会有一些人在退休后搬到气候温暖的地方，而且这样做的人还为数不少，以至于乍一看，好像所有的老年人都在进行远距离的搬迁。实际上，只有一小部分老年人在退休后搬到了新的社区（且不管气候如何），而搬迁到其他州的比例就更小了。大多数老年人会原地养老，这意味着他们会继续住在同一个地区，并且往往居住在退休前就一直住的房子里。

斯托勒（Stoller）和朗吉诺（Longino）对人们退休后搬到温暖地区的搬迁模式进行了考察。他们发现，这种远距离的移居通常发生在“年轻老年组”（65~74 岁），这个年龄段的人（通常处在已婚状态）身体相对较好，财力也充足，并且能够享受退休社区所提供的便利设施。然而，他们也注意到“年老老年组”（75~84 岁）所表现出的一种反向移居趋势——从阳光地带搬到冰冻地带。这种迁出的原因是，许多人在 70 多岁时已经丧偶，并开始出现中度的身体或认知困难，他们只好搬回自己的家乡，以便更接近包括成年子女在内的家庭成员。

2012 年，美国都市土地协会（The Urban Land Institute）报告了 65 岁以上老年人的现居住地，以及他们希望在不久的将来居住的地方。这份报告没有沿用年轻老年组和年老老年组的分类，而是依据代群来分组的：“最伟大的一代”（生于 1901—1927 年之间）、“沉默的一代”（生于 1928—1945 年之间）以及“领先的婴儿潮世代”（生于 1946—1956 年之间）。报告指出，与前几代人相比，领先的婴儿潮世代的身体状况最好。预计在未来的许多年里，他们都将是积极且富有生产力的。此外，正如我们在其他地方所指出的，那些属于领先的婴儿潮世代的老年人最近经历了一场经济危机，因此与上几代人相比，他们为退休所存的钱更少，而负债则更多。可以推测，他们将不得不比前几代人工作到更大的年龄。因此，他们很可能要多工作 10 年才能准备好退休，并搬进为老年人设计的住宅社区。这份报告预测，最近的经济衰退将减缓所有向南和向西迁移的脚步。房地产危机把领先的婴儿潮世代困到了郊外社区——他们卖不掉自己的房子，因此一些城郊地区自然而然就成了退休社区。

总而言之，一直以来都只有很小比例的退休老人为了居住在气候温暖的地方而迁居到其他州。随着最近出现的经济衰退，这一比例预计会变得更低。在当今世界，老年人的成年子女更不可能留在自己长大的地方。所以在某些情况下，退休老人迁入的地方不一定是温暖地带，而是他们的成年子女安家的地方。

Great Myths
of Aging

第 5 章
有关临终与丧失的迷思

好男人不是同性恋就是已经结婚了，要么就已经死了

人们通常认为丧偶的老年女性没有再婚是因为周围没有那么多“条件不错”并愿意与她们约会的单身男性。的确，在老年群体中，单身女性确实比单身男性要多，但她们也并没有像水中的鲨鱼那样围绕着这些少数男性打转。很明显，有很多丧偶的女性出于某些原因而选择了单身。但那些去约会的人呢？如果我们认为她们都是冲着结婚去的，那就错了。

迷思 34：如果丧偶的老年女性去约会，那肯定是想找个新丈夫

2012 年，在美国 65 岁及以上的女性中，丧偶的人占了 37%。人们通常认为，这些丧偶的老年女性会再婚，而且当她们决定去约会时，她们的目的就是找个新丈夫。

即使有一些丧偶的老年女性希望再婚，并且约会的唯一目的就是寻找一个新的丈夫，但也有很多证据表明，这种情况并不像人们所认为的那样普遍。沃森（Watson）和斯特尔（Stelle）采访了居住在得克萨斯州地区处于约会状态的 14 位老年异性恋女性，她们都是中产阶级白人，年龄在 64~77 岁之间。虽然她们中的一些人认为约会是走向再婚的途径，但大部分人都认为约会仅仅是一个获得快乐和陪伴的机会。她们认为约会只是一种提升生活满意度而非缔结婚姻的方式，并没有打算一定要放弃自己的独立生活。即便如此，她们还是希望能够有一个可以享受二人世界的地方，在那里他们可以一起跳舞、吃饭、看电影，当然，在某些情况下还可以有性亲密。

2005 年，迪克逊（Dickson）等人采访了来自美国西部一个更大城市并具有类似人口特征的女性。他们的调查结果与沃森和斯特尔的结果类似，这项研究中的女性也报告说，她们喜欢约会，并且在生活中也需要男性。即便如此，她们中的许多人还是觉得，男人对她们的要求比她们愿意付出的要多——也就是说，他们想要结婚。研究者把这些女性的回答中最普遍的一个主题称为“护工与钱包”，意思是说这些女性认为许多年长的单身男性（鳏夫或其他人）都是在

寻找能够照顾他们的人；还有些女性觉得男人们是在图她们的钱。参与这一研究的女性表示不想因为伴侣的身体状况不佳而失去自己的独立性。此外，她们对是否将双方的钱混在一起用也很犹豫。

2011 年，戴维森（Davidson）采访了年龄在 65~92 岁之间的 25 名英国女性和 26 名英国男性，他们都至少丧偶了两年。在这些人中，考虑过再婚的女性要远远少于男性。事实上，在研究期间，没有一位女性处在浪漫关系中，而男性则有八名正处于浪漫关系中。此外，仅有一位女性报告说自己想要再婚。戴维森指出，这些女性倾向于认为男人是自私的，需要女人的同情和关心。她们认为男性需要“照顾”（即使是健康男性），而自己已经受够了。她们不愿再婚的主要原因就是不想再去照顾另一个男人。此外，她们也不认为有人可以取代自己失去的配偶，而且，她们也十分享受当下的自由生活。相比之下，研究中没有任何一位男性提到自己是因为不想照顾女性而不愿再婚的。“人们印象中年轻男性由于渴望自由而不愿结婚的形象到晚年似乎发生了逆转：女性们在红毯上踢打着、尖叫着不愿结婚”。

有些长期的婚姻确实会存在照料关系，而且大多是女方照顾男方。照顾配偶会使人倍感压力，甚至产生各种类型的身体不适。当被照料者去世后，留下照料者孤身一人开始新生活，可以想象这是一件喜忧参半的事情。比如，如果丈夫患有阿尔茨海默病，那么他根本就认不出妻子，但即便如此，妻子也得每周 7 天、每天 24 小时地照顾他，因此丈夫的去世对妻子来说也是一种解放。但在某些情况下，这种对配偶的长期照顾也会使自己受益，因为在丈夫去世前的很长一段时间里，这种照料都会使妻子觉得自己是有价值、有用的，并且这种长期照顾也会使夫妻之间的关系变得更加亲密。尽管如此，我们还是能够理解女性不想再婚的想法，因为她们不想冒险再次成为护工。

近年来，随着在线交友网站的发展，老年人能够更方便地与他人交往，这也让研究人员能够更容易地研究他们的约会动机。美国退休人员协会对 1000 名 50 岁以上的单身男女（包括未婚的、离异的、分居的或丧偶的人）进行了一项调查，结果发现 27% 的处于约会状态的人正在使用在线交友网站。其中，女性更多地利用网上交友去寻找友谊与陪伴，而男性则更多地寻找亲密关系或性关系。

为了增加老年人在线交友的可能性，美国退休人员协会也建立了自己的交友网站，以帮助老年人迅速决定是否要开始一段新恋情。用户在发布个人资料后可以寻找一个可能能够聊天的对象，并表达自己想要约会的念头，如“我们一起……如何？”他们无须长时间地进行来来回回的邮件联系，也无须在仅仅通过网络或电话的初步了解后就要决定是否要见面。通过在线交友网站，男性和女性可以先约一次会，然后再决定是否要继续约会。

那么，在这个交友网站及其他类似网站上，老年人会发布哪些个人信息呢？麦金托什（McIntosh）等人对比了总部位于美国得州达拉斯的在线交友网站 match.com 上的年轻男女（25~35 岁）与老年男女（65 岁以上）的资料。他们发现，年轻女性发布的个人资料表明，她们更倾向于稍微年长一些的男性，而年长的女性则倾向于更年轻的伴侣，虽然这种倾向可能会限制她们的交友范围，但却不无道理，因为在 65 岁及以上的人群中，寡妇的人数是鳏夫的四倍。然而，年长女性偏爱稍年轻的男性也反映了她们对我们之前提到的“护工和钱包”问题的担忧。在“护工”方面，老年女性不希望成为老年男性的照顾者，她们更倾向选择年轻的男性就是为了避免扮演这一角色。至于“钱包”方面，年长女性比年轻女性有更多的钱可用于约会，而年长男性和年轻男性在这方面却没有差异；年长女性不希望自己成为新伴侣的经济支柱。

总而言之，要想找到新的配偶，最好的方式就是开始约会。如果丧偶的老年女性想要再婚，那么我们应该可以在她们的约会动机中找到证据。碰巧，近年来有相当多的研究都涉及单身老人的约会动机。尽管许多老年女性想要约会，但她们并不都是为了结婚。她们中有相当一部分人既想得到男性的陪伴，又想保持自己的独立性。对于扮演“护工和钱包”的角色，老年女性是相当谨慎的。

当死亡来临

当即将走到生命尽头时，我们唯一还能思考的事情便是死亡。许多人认为，等待死亡的典型场所就是令人生畏的养老院。养老院包含了很多不好的意味：难闻的气味、乏味的食物，除了看电视什么都做不了。大多数人都不想住进养老院，更不想死在那里。不过幸运的是，大多数人都不用去那里住，更不用死在那里。在这一节中，我们将深入探讨在养老院去世的可能性。而且，对于住在养老院里的人来说，日常生活也没有那么可怕。根据第 3 章中我们针对老年人自我方面的迷思所做的讨论可知，变老并没有那么令人沮丧，因此对于整个老年群体来说，自杀并没有那么普遍。男性在 80 岁后的自杀风险会有所提高，但女性并非如此。在这种情况下，我们的辟谣就要更加微妙。在针对这一迷思的讨论中，我们提供了一些资料来解释为什么自杀是老年男性而非老年女性的问题，但读者可能对此有自己的看法。最后，我们将探讨死亡恐惧，看看谁才是真正的胆小鬼。

迷思 35：大部分老年人都是在养老院去世的，他们在那里一直待到死亡

养老院通常被认为是专门为那些需要护理的人提供服务的专业机构，这些人通常在家中或护理中心得不到足够的护理，但又没有严重到需要住院。养老院提供的服务不仅包括食宿，还包括护理、药物管理、个人护理（包括洗澡、穿衣、吃饭、大小便、从床上移到椅子上等日常生活的协助）以及社交、娱乐活动。有些养老院看起来有点像医院，而另一些则更有家的味道，有更多的私人化的装饰，而不太有“机构”的感觉。对于有认知问题的人来说，环境限

制会更加严格，他们不可以随便出入。

2012 年，美国养老院双人间的每个床位的平均护理费用为每天 222 美元，即每年 81 030 美元。若是在住院治疗后在养老院进行短暂的护理，那么医疗保险会支付这笔护理费用。然而，如果是长期居住的话，那么除非个人能证明自己的收入低于一定水平，并且所拥有的资产也很有限，医疗补助计划才会支付这笔费用。有些人会购买昂贵的长期护理险，以免他们的积蓄被这些费用耗尽。

护理机构（Assisted Living Facilities, ALFs）①是为那些日常生活需要别人协助的人提供的非全天候护理。护理机构经常有护士来管理药物和监测健康状况。一般来说，护理机构会帮助整理房间、洗衣服，会提供娱乐活动，每日提供两餐或多餐，还会提供安全、交通，以及护理和用药的管理和监控。通常随着时间的推移，老年人所需的生活协助会越来越多，而超出一定限度后可能就要支付额外的费用。提供中等服务的护理机构在 2012 年的月平均费用为 3486 美元。虽然医疗补助计划能够为那些符合条件的人（即收入低于一定水平，且个人资产非常有限）支付某些机构的护理费用，但这笔

---

① 有些资料将其翻译为协助生活机构。协助生活就是机构提供全方位的服务，为各类有需要的人士提供生活上的协助和便利，不仅针对典型的年纪大的人，还包括一些年纪并不算大，但由于身体上的限制而丧失了独立生活能力的人。考虑到主要核心是护理，为了便于记忆以及更符合中国人的理解，本文将“Assisted Living Facilities”翻译为护理机构。——译者注

费用却不在医疗保险的范围内。

从表面上看，对于那些需要护理的人来说，养老院似乎是一个非常合适的选择。但是很多人都害怕住养老院，这种害怕甚至超过了他们对死亡的恐惧。一项调查发现，13% 的 65 岁以上的人都把进养老院视为最可怕的事情，而认为死亡最可怕的人只有 3%。89% 的人认为最理想的就是就地养老（待在自己家里）。人们害怕自己一进养老院就无法自主控制自己的生活了。回想一下，在迷思 20 中，我们总结了一项经典研究的发现：与由别人来照顾绿植的老人相比，那些负责照顾绿植的老人的身体和情绪状况都更好。鉴于这一发现，想象一下如果某些残疾老人明明仅需要“一定程度”的协助，但养老院提供的协助过多的话将会如何。在这种情况下，许多人可能会担心，长期护理机构要求他们接受的护理会多于他们觉得自己所需的，这种恐惧可能会让人感受到压力和沮丧。

那么，大多数 65 岁以上的老人都住在养老院吗？当然不是！2011 年，只有 3.6% 的 65 岁及以上的老年人生活在养老院。这一比例随着年龄的增加而上升，但从来都没有达到“大多数”：在 65~74 岁的人群中是 1%，在 75~84 岁的人群中为 3%，在 84 岁以上的人群中为 11%。

无论在任何特定时刻，都只有很少比例的老年人住在养老院，不过老年病人在住院治疗结束后，通常会在养老院住上一段时间，也有相当多的老年人确实是在养老院去世的——不过远远没有达到“大多数”。根据美国疾病控制与预防中心 2008 年的资料，2005 年，在养老院 / 长期护理机构中死亡的老年人的百分比如下：13% 的 65~74 岁的老人是在这些地方去世的，这一比例在 75~84 岁的人中为 24%，在 85 岁及以上的老人中是 42%。在一项针对 1992 年至 2006 年去世的 1817 名养老院老人的研究中，研究者发现这些老人在去世之前，平均住在养老院的时间不到六个月，当然，这其中存在相当大的个体差异。临终前在养老院住的时间越短，可能就意味着个体的经济条件越好，越能够得到非正式的护理。那些已婚并拥有较多资产的男性会有更多的机会在自己的家中接受护理。因此，人口社会学因素对人们临终前在养老院生活的时间具有重要的影响。

显然，并非每个住在养老院的人最终都会在那里去世。有些人在住院治疗后，会到养老院去进行康复治疗，然后就回家了。还有相当一部分人是从养老院送到医院进行抢救，然后在医院去世的。事实上，在医院去世的老人要远远多于养老院，65~74 岁的人中有 43% 的人是在医院去世的，这一比例在 75~84 岁的人中是 40%，而在 84 岁以上的人中是 34%。

大多数人都希望自己可以在家里去世，并且越来越多的人能够得偿所愿。2011 年，美国疾病控制与预防中心的资料显示，1989 年，有六分之一的美国人是在家中去世的，而到了 2007 年，这一数字已经上升到了四分之一。显然，去世地点与该地区可提供的护理有关，2007 年，在死于家中的人中，65 岁以下的人（占比 30%）要多于 65 岁以上的人（占比 24%）。然而，这些统计数据也存在文化上的差异。西班牙裔或非西班牙裔黑人、美洲原住民、亚裔美国人或太平洋岛民更愿意待在家里，直到不得不去医院接受治疗；与之相比，非西班牙裔白人在住院期间去世的可能性更小，他们更可能在养老院去世。特诺（Teno）及其同事对 2000 年、2005 年和 2009 年去世的医疗保险受益人进行了随机抽样调查，证实了美国疾病控制与预防中心的调查结果，即随着时代的发展，越来越多的 65 岁及以上的老人是在家中去世的。

以上调查仅仅涉及人口统计学资料与老人去世地点的关系，我们仍然没有弄清楚个体是否能够死在自己想死的地方。2013 年，费希尔（Fischer）等人发现，医院病人希望去世的地点与他们实际死亡的地点之间只有很低的一致率。他们招募了丹佛地区三家医院的病人，询问他们希望在什么地方去世，并在随后的五年中进行了追踪研究。一开始，75% 的人表示希望能够在家中去世，10% 的人希望在医院去世，6% 的人希望在养老院去世。结果发现在追踪期间去世的人中，只有 37% 的人死于他们所期望的地方。

由于如此多的人害怕生活在养老院，因此开发新型的护理模式就不足为奇了。其中一个例子是“老年伊甸园”（Eden alternative），这是由养老院主任医师威廉 · 托马斯（William Thomas）构想出的一种新型养老院。他认为医疗模式并不是养老院的最佳模式，毕竟养老院带有“家”的意味。在他的老年伊甸园计划中，养老院更像是家，而不是医院。在这里，住户不会被迫接受比他们实际所需更高水平的护理，住户和工作人员之间建立的也是那种更强调“联结”的家庭式关系。如果有能力，住在这里的老人也可以自愿到托儿所照顾幼儿，这样他们就有机会在接受他人照料的同时也照顾他人；他们还可以养一些花花草草或宠物。总的来说，在力所能及的范围内，他们生活得更像是在家里，而不是在医院。

总而言之，大部分老年人都不会在养老院待很长时间，更不会待到去世。虽然随着年龄的增长，在养老院去世的老人的比例有所提高，但近年来整体上呈下降趋势。事实上，大多数老年人都希望自己能够死在社区的家中，而非某家护理机构。然而，就目前而言，对那些需要大量护理的人来说，最希望的去处似乎就是那些创新型的护理机构，那些地方让人感觉更像家而不是令人恐惧的养老院。

迷思 36：自杀在青少年和年轻人中比在老年人中更常见

当自杀成为某个特定群体（如退伍军人和同性恋者）的问题时，往往就会成为新闻。但老年人自杀却并没有成为美国民众的话题。实际上，老年人才是自杀率最高的人群。根据美国疾病控制与预防中心的数据，2010 年美国的自杀率为 12.43/10 万人，具体的性别与年龄分布见表 5-1。

表 5-1　　2010 年美国的自杀率（每 10 万人）

年龄组	男性自杀率（%）	女性自杀率（%）
15~19 岁	11.70	3.13
20~24 岁	22.23	4.66
25~29 岁	23.12	5.17
30~34 岁	21.85	5.53
35~39 岁	23.62	7.02
40~44 岁	25.60	7.87
45~49 岁	30.11	8.67
50~54 岁	30.71	9.41
55~59 岁	30.02	8.88
60~64 岁	24.88	7.02
65~69 岁	22.98	5.36
70~74 岁	25.28	4.03
75~79 岁	29.91	4.04
80~84 岁	35.65	3.33
85 岁以上	47.33	3.27

资料来源：Centers for Disease Control and Prevention, National Center for Injury Prevention and Control. Web-based Injury Statistics Query and Reporting System (WISQARS) [online] (2013, July 3).

快速浏览一下表 5-1 就可以发现，无论是在哪个年龄段，男性的自杀率都高于女性。而且，当仔细看从年轻到年长人群的自杀率时，我们发现其中还存在性别差异。对于女性来说，中年时期的自杀率略有提高，然后有所下降；而男性的自杀轨迹则截然不同，他们的自杀率在老年时期达到顶峰（尤其是在 80 多岁的时候）。性别差异随着年龄的增长而增大，随着年龄的增长，男性的自杀率几乎翻了一番，而女性的变化则要小得多。在 85 岁及以上的人群中，男性的自杀率比女性高了 14 倍。

那么自杀未遂和自杀成功的比例又是怎样的呢？研究人员发现，与年轻人相比，老年人更有可能自杀成功。莫西吉（Moscicki）等人调查了来自美国五个不同城市的近两万名 18 岁及以上成年人的自杀企图。受访者完成了面对面的访谈，其中包括他们是否尝试过自杀（显然，这些尝试并没有成功）。莫西吉等人发现，在 65 岁以上的人群中，自杀未遂的比率最低，然而，年龄最大的人群有着最高的实际自杀率。卡斯登邦（Kastenbaum）的研究表明，对于年轻人来说，每 25 个尝试自杀的人中只有一人自杀成功，但在 65 岁及以上尝试自杀的老年人中，却有高达四分之一的成功率。

为什么老年人的自杀行为更致命呢？康韦尔（Conwell）等人认为，这是因为老年人的身体恢复能力较弱（更难复原）、更可能处在隔绝状态（不太可能及时获救或在有自杀念头时及时得到情感上的支持），以及自杀的决心可能更坚决。此外，与年轻人相比，老年人更倾向于使用更暴力、更有效的自杀方式。例如，2011 年，科恩（Cohen）和艾斯多弗（Eisdorfer）报告说，在一般人群中，57% 的自杀事件涉及枪支，但在老年人中，这一数字上升到了 70%。

卡普兰（Kaplan）等人分析了美国疾病控制与预防中心收集的 2003 年至 2007 年美国 16 个州 65 岁及以上男性自杀死者的数据。

将重点放在男性身上也很容易理解，因为从前面的统计数据来看，男性的自杀率远高于女性。在这批数据中，自杀的 4000 名男性有将近 80% 的人使用了枪支，而且把枪支作为自杀手段的比率也随着年龄的增长而增加。使用枪支自杀的大多是白人、已婚人士、退伍军人和生活在美国南部各州的人。此外，在农村地区发生的自杀事件中，90% 的人使用的是枪支，这可能是因为在这些地区更容易获得枪支。至于为什么那么多人喜欢使用枪，可能是因为男性把使用枪支视为一种应对逆境的阳刚之道，而自杀未遂有损男子汉气概——在大多数情况下，使用枪支确实能够有效地避免自杀失败。在卡普兰等人看来，那些使用枪支而不是其他手段自杀的人之前往往没有接受过心理健康方面的诊断或治疗，也没有尝试过自杀，然而在这些人中，67.7% 的人都存在身体健康问题。

哪些心理方面的风险因素会导致老年人自杀呢？康韦尔等人认为，“要想确定诸如自杀这类复杂、较少发生、存在多个决定性因素，并且会带来可怕后果的事件的成因是一项十分艰巨的任务”。由于自杀失败在老年人中并不常见，所以我们只能在其死后去推测在他身上到底发生了什么。这就是所谓的“心理剖析”（psychological autopsy）。康韦尔及其同事采用这种方法对那些设计规范的研究进行了分析。通过总结导致老年人自杀的风险因素，他们断定导致老年人自杀的最突出的影响因素就是精神疾病，其中最常见的是重度抑郁，97% 的案例中的自杀者都患有抑郁症。自杀的老人往往还患有身体疾病和功能性障碍，不过这些疾病也存在于那些没有自杀的老人中。总之，一个人所患的急性与慢性疾病越多，其自杀风险就越大。此外，还需重点考虑的是疾病对个体来说意味着什么，以及疾病的影响，比如对身体机能、个体自主性与完整性的影响，还有所带来的疼痛。而且，在尝试自杀前，老年人往往遭遇了集中爆发的压力性事件，但他们的压力性事件通常与年轻人的不同。对于年轻人和中年人来说，典型的压力源主要是人际关系、财务、就业与法律方面的问题，而对老年人来说，压力源更可能是身体疾病与丧失。再加上居住在社区的老年自杀者很可能是独自生活的，因此社交隔离和孤独感也可能会增加他们的压力。

2010 年，在西班牙开展的一项研究中，米雷特（Miret）与她的同事重点考察了自杀的意图，所谓自杀意图（suicidal intent）指的是渴望自杀的强度。自杀意图的测量指标包括自杀计划、防范他人干预的措施，以及没有与他人就自己的情绪状况进行沟通。这些研究人员发现，大多数自杀意图都是低水平或中等水平的，但高水平的自杀意图则是一个能够有效预测自杀成功的因素。正如康韦尔和他的同事们在心理剖析中所发现的那样，米雷特等人也指出，那些有强烈自杀意图的人很可能是单身、离异或丧偶人士，可能患有精神疾病尤其是抑郁症，并在近期经历过压力性事件。不出意料的是，老年人的自杀意图要高于年轻人。

密歇根大学的研究人员认为，药物滥用障碍（特别是酗酒）是继抑郁症后与老年人自杀相关的第二大精神障碍。酒精对老年人的影响要超过对年轻人的影响，这是由于去脂体重[①]与脂体重的比值随着年龄的增长而降低。而且，代谢酒精的肝酶的工作效率也随着年龄的增长而降低，而中枢神经系统对药物的敏感性则随着年龄的增长而提高。因此，布洛（Blow）等人认为，即使老年人喝的酒比年轻人少，也可能会出现问题。此外，他们还认为，酒精滥用在自杀老人中比在没有自杀的老人中更普遍。过量饮酒可能会与抑郁症发生相互作用，所以患有抑郁症的老年人在喝酒的时候会更加抑郁。这意味着酒精可能会让本就抑郁的人产生自杀念头。

另一个可能导致抑郁症患者产生自杀念头的因素是，他们觉得自己是亲人的负担，不管对方是否也这么觉得。贾恩（Jahn）等人以来自美国得克萨斯州某社区健康中心的 106 名 60~93 岁之间的人为样本，研究了感知到的负担，即负担感。他们发现抑郁且认为自己是别人负担的人，比那些单纯抑郁但不认为自己是他人负担的人更可能有自杀的想法。

总之，要想对“自杀在老年人中不是问题”的迷思做出判断，我们需要重点考虑性别因素。与其他年龄段的女性相比，老年女性似乎没有更高的自杀风险。但年龄较大的男性，尤其是 80 岁及其

---

① 意指人体重量减去全身脂肪后的重量。——译者注

以上的男性的自杀风险明显高于其他所有年龄段。一般来讲，那些能够对家人和社区专业人员起警示作用的征兆（如自杀未遂）在老年人中往往并不存在——他们用来自杀的方式尤为致命。我们的社会应该特别关注那些抑郁、孤独、患有多重障碍和面临多重压力、过度使用酒精，以及觉得自己是其他家庭成员负担的老年人（尤其是男性）。如果他们有机会获得枪支，那就更糟糕了。最后，尽管我们很少收到那些潜在的老年自杀者所发出的警示信号，但一旦收到就要认真对待。

迷思 37：老年人是所有人中最害怕死亡的——他们离死亡最近，应该很了解死亡

鉴于老年群体的死亡率急剧上升，我们似乎有理由认为老年人害怕死亡（很多人确实这么认为），因为他们很可能在不久的将来面临死亡。2010 年，不同年龄段的每 10 万人中的死亡人数如下：在 25~34 岁的人中是 206.2 人。在 35~44 岁的人中是 339.9 人；在 45~54 岁的人中是 815.7 人；在 55~64 岁的人中是 1727.5 人；在 65~74 岁的人中是 3868.5 人；在 75~84 岁的人中是 9869.5 人，而在 84 岁以上的人中则高达 13 934.3 人。然而，尽管老年人离死亡最近，但他们并不像人们所想象的那样害怕死亡。

衡量对死亡的恐惧的一种方法是询问人们对生命终结的感受。卡尔·佩雷莫（Karl Pillemer）对 300 位来自各行各业、各种宗教背景的老年人进行了深度访谈。他把这些人称为“专家”，因为这些

人所在的组织或朋友都认为他们特别睿智。为了了解这些专家对死亡的看法，佩雷莫提出了以下问题："当人们到您这个年龄的时候，他们开始意识到自己已经时日无多了。请问您对生命终结有什么感想呢？"在回答中，佩雷莫的专家们并没有表现出强烈的对死亡的恐惧，也没有表现出任何否认死亡会发生的证据。一位 90 岁的专家坚定地说自己不害怕死亡，也不为此焦虑，尽管她承认自己年轻时曾有过这样的恐惧；另一位 94 岁的专家把死亡看作生命中自然的一部分，表示自己并不害怕它；还有一位 87 岁的专家表示自己对死亡的恐惧随着年龄的增长而出现了变化，早些时候，自己对死亡感到非常焦虑，但现在已经不再想那么多了，现在的主要目标就是尽自己所能过好余生；一位 73 岁的专家表示自己在快 60 岁的时候得了一场危及生命的大病，但很幸运地活了下来，不过最近却被诊断出患有一种随时可能要命的病，然而他表示自己并不害怕，并认为这种死亡的迫近让自己更容易接受死亡这一事实。

在总结了专家们的回答后，佩雷莫认为，他们对于死亡本身并不怎么担心。然而，尽管这些专家并不惧怕死亡，但他们确实强调了事先做好计划的重要性，以便自己去世后，在世的人不会被繁重的后续工作所累。对许多人来说，做好计划包括确保遗嘱的最新性和有效性，以及检查自己的资金、私人文件和财产是否安排好了。有些专家认为"整理"财产就好比把生活中的零碎事情整理好，而参与这样的临终活动有助于他们接受不可避免的结局。70 岁以上的专家们表示他们希望"抓住每一天"，认为担忧就是对剩余生命的浪费。还有几位专家决定去看看好朋友，即使这意味着他们要长途旅行——事实上一些人已经通知了好友，并表示希望在他们还活着的时候去拜访他们，而不是等到以后去参加他们的葬礼。尽管如此，也有一些专家把葬礼看作一种庆祝生命逝去的方式，而不是一种消极的方式。

这些专家对死亡的看法得到了英国一项研究的验证。2000 年，菲尔德（Field）采访了年龄在 65~80 岁之间的 28 名男性和 26 名女性，以考察"老年人都惧怕死亡"这一普遍看法是否属实。在所有的受访者中，只有一位女性明确表达了对死亡的恐惧。28 名男性中的 18 人报告说他们并不害怕死亡，还有 7 人说现在不再害怕了（可能早些时候害怕过）。在 26 名女性中，有 13 人报告说不害怕，还有 7 人说现在不再害怕了。此外，即使有人害怕死亡，他们所害怕的也不是死亡本身，而是死亡的过程，包括死亡前可能遭受的长时间的痛苦。有些人担心自己的死亡可能会对配偶造成影响，因此希望自己不要先去世，以免留下配偶或家人一个人生活。

老年人更关心的并不是死亡本身，而是自己会在哪儿去世以及如何去世。2007 年，劳埃德-威廉姆斯（Lloyd-Williams）等人对 40 名年龄在 80~89 岁之间的男性和女性进行了访谈，这些老人都是独自居住在社区中的。他们是从英国一项大型研究中挑选出来的子样本，在性别和健康方面具有多样性，在认知方面也能够有效地回答有关临终问题的开放性问题。结果发现，这些人中的大多数人都为自己的长寿感到庆幸，并承认死亡是不可避免的，觉得如果自己患上某种导致身体不断衰弱的长期性疾病，那他们不想成为他人的负担，而是希望能够控制自己的生命何时结束。有些人已经对自己的葬礼有了计划与安排，以免亲属为此操劳。针对美国 80 岁及以上老人所做的研究也发现了类似的观点——他们主要担心的不是死亡，而是在什么时候、什么地方死亡，以及自己的死亡过程是否会成为家人的负担。

总的来说，从整体层面看，老年人并不害怕死亡本身。但是在这方面是否存在个体差异呢？ 2003 年，弗莱（Fry）在加拿大亚伯达省三个类似的中等城市中对 167 名女性和 121 名男性进行了调查，这些人主要是欧裔美国人，年龄从 65~87 岁不等，其中大约有 164 人在社区独立生活，其余的人生活在半独立式（有人协助）的护理机构中。结果发现，自我效能感是对死亡恐惧的显著预测因素。与自我效能感较低的人相比，那些自我效能感较高的人所报告的恐惧程度较低（自我效能感是个体对自己在某个特定领域是否有能力取得成功的信念，比如学术领域或人际关系领域）。有趣的是，研究人员发现自我效能感的性别差异与死亡恐惧也有关。对女性来说，高水平的人际关系领域或情绪领域的自我效能感与较低水平的死亡恐惧有关。具体而言，就是那些相信自己可以有效地管理与家人、朋友、熟人之间的关系（即人际关系领域的自我效能感水平较高）的女性，或在面对压力的时候能够保持情绪平衡（即情绪领域的自我效能感水平较高）的女性，对死亡的恐惧程度较低。对男性来说，高水平的工具、组织或身体领域的自我效能感与较低的死亡恐惧有关。具体而言，就是那些觉得自己能够有效地管理日常生活需要（比如使用电话和安排交通工具），或觉得自己有能力对商务和财务事务进行安排与组织，以及那些对自己的身体健康有信心的男性，对死亡的恐惧程度较低。较低的死亡恐惧与较高的精神健康领域的自我效能感（涉及在内在力量与信念之上形成精神力量的能力）有关，对男性来说如此，对女性而言更甚。

除了自我效能感之外，还有哪些因素会影响老年人对死亡的恐惧呢？一些研究人员考察了宗教信仰、受教育程度、种族背景，以及社会支持的类型和程度与死亡恐惧之间的关系。不过遗憾的是，到目前为止，对于究竟哪些因素或因素之间的相互作用能够有效地降低人们对死亡的恐惧，还没有确切的答案，但显然并非所有的老年人都是一样的。

2002 年，西西瑞利（Cicirelli）对一些年龄在 60 岁以上的欧裔和非裔美国老人进行了访谈，发现这两组老人对死亡的恐惧并无差异。然而，与健康状况较好和生活在社区的老年人相比，身体问题较多的老年人和生活在养老院等机构的老年人对死亡的焦虑程度更高。或许那些需要依赖他人的老年人对自己的生活环境的掌控感较弱，因此对死亡感到更焦虑。

因此，尽管存在个体差异，但从整体上来看，老年人并没有表现出对死亡的强烈恐惧。那么与其他年龄组相比，又会如何呢？对于年轻人来说，他们很难想象“剩下的日子不多了”是什么概念。这个年龄段的死亡率很低，这意味着他们的余生尚久，因此他们很少会思考死亡，更不用说对死亡的恐惧了。相比之下，中年人所表现出的死亡恐惧要高于年轻人与老年人。为什么在老年人死亡率远高于中年人的情况下，中年人反而更惧怕死亡呢？首先，中年人比老年人肩负着更大的家庭责任。他们要抚养孩子，有些人还要赡养父母，他们担心自己离开后留下家人独自承担生活的重任。相比之下，老年人承担的养育责任通常较小，他们的孩子已经长大成人、独立生活，能够自己养活自己。而且，与中年人相比，老年人可能没有年迈的父母需要照顾，毕竟他们自己也上了年纪！因此，那些由于担心自己去世后家人无所依靠而产生的死亡恐惧，在老年人中毫无疑问也会较少，但这种担忧很可能在中年群体中达到顶峰。其次，老年人比中年人有更多的时间去做他们人生中计划要做的事情。他们对死亡的恐惧程度较低可能源于他们意识到，未来所拥有的可能性不会像早年那样多。最后，老年人对死亡的焦虑较少，可能是因为随着时间的流逝，他们已经经历了越来越多的朋友和亲人的离去。从某种意义上说，他们已经习惯了死亡的发生。毕竟，报纸上的讣告信息也不少见。

总而言之，尽管老年人比其他任何年龄段的人都更接近死亡，但他们对死亡本身并没有太大的恐惧。当然，这其中也存在个体差异，但总的来说，他们更关心的是死亡时的情况——他们希望能够对死亡过程有所控制，并死得有尊严。

Great Myths of Aging.

ISBN:978-1-118-52147-2

Copyright ©2015 by Joan T.Erber and Lenore T.Szuchman.

Simplified Chinese version©2020 by China Renmin University Press Co.,Ltd. Authorized translation from the English language edition published by John Wiley & Sons,Inc.

Responsibility for the accuracy of the translation rests solely with China Renmin University Press Co., Ltd. and is not the responsibility of John Wiley & Sons,Inc.

No part of this book may be reproduced in any form without the written permission of the original copyright holder, John Wiley & Sons,Inc.

All Rights Reserved. This translation published under license, any another copyright, trademark or other notice instructed by John Wiley & Sons,Inc.

本书中文简体字版由约翰·威立父子公司授权中国人民大学出版社在全球范围内独家出版发行。未经出版者书面许可，不得以任何方式抄袭、复制或节录本书中的任何部分。

本书封底贴有 Wiley 激光防伪标签，无标签者不得销售。

版权所有，侵权必究。

北京阅想时代文化发展有限责任公司为中国人民大学出版社有限公司下属的商业新知事业部，致力于经管类优秀出版物（外版书为主）的策划及出版，主要涉及经济管理、金融、投资理财、心理学、成功励志、生活等出版领域，下设“阅想·商业”“阅想·财富”“阅想·新知”“阅想·心理”“阅想·生活”以及“阅想·人文”等多条产品线。致力于为国内商业人士提供涵盖先进、前沿的管理理念和思想的专业类图书和趋势类图书，同时也为满足商业人士的内心诉求，打造一系列提倡心理和生活健康的心理学图书和生活管理类图书。

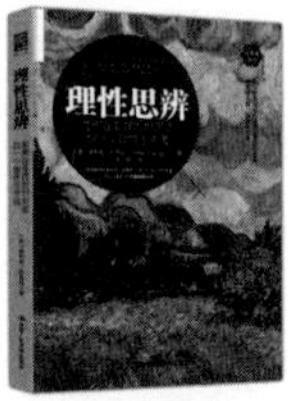

《理性思辨：如何在非理性世界里做一个理性思考者》

- 英国畅销哲普大师、畅销书《你以为你以为的就是你以为的吗？》作者最新力作。
- 以一种更温和的理性去质疑和思辨，会更有力量，也更有价值。

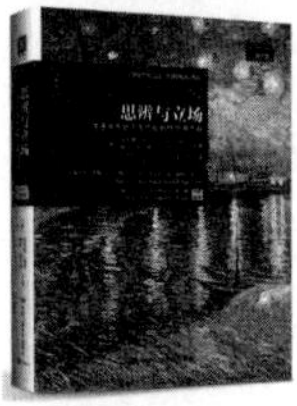

《思辨与立场：生活中无处不在的批判性思维工具》

- 风靡全美的思维方法、国际公认的批判性思维权威大师的扛鼎之作。
- 带给你对人类思维最深刻的洞察和最佳思考。

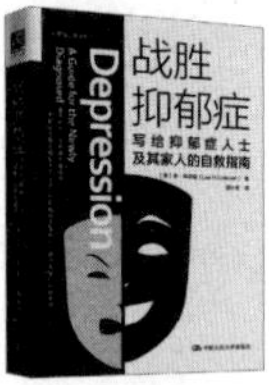

《战胜抑郁症：写给抑郁症人士及其家人的自救指南》

- 美国职业心理学委员会推荐。
- 一本帮助所有抑郁症人士及徘徊在抑郁症边缘的人士重拾幸福的自救手册。

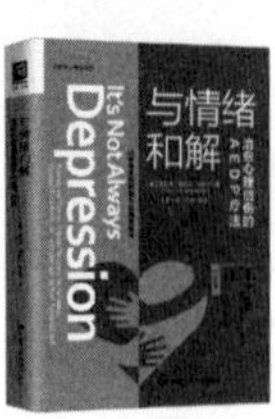

《与情绪和解：治愈心理创伤的 AEDP 疗法》

- 加速的体验性动力学心理治疗（AEDP）创始人戴安娜·弗霞博士、AEDP 认证治疗师和督导师叶欢博士作序推荐。
- 借助变化三角模型，倾听身体，发现核心情绪，释放被阻断的情绪，与你的真实自我相联结。
- 让你在受伤的地方变得更强大。